KNAUR
MENSSANA

Über den Autor:
Uwe Albrecht wurde 1966 im Osten Deutschlands geboren. Er ist Vater von acht Kindern, Arzt, Systemcoach und Entwickler von ganzheitlichen energetischen Heil- und Entwicklungssystemen, die unter dem Namen innerwise® innerhalb von wenigen Jahren weltweit bereits von über 120 000 Menschen angewendet werden.
Uwe Albrecht lebt bei Berlin und in Kalifornien.

»Der erste Schritt ist die Identifikation. Der zweite Schritt ist die Erschaffung der Form aus der Identifikation. Nur so wird die Individualität geachtet und kann sich dynamisch ausdrücken. Nur so kann Heilung geschehen. Das ist das Grundprinzip von *innerwise*: Verändere das Feld und die Realität folgt.«
Uwe Albrecht

Uwe Albrecht

innerwise® Heilmeditationen

KNAUR
MENSSANA

Besuchen Sie uns im Internet:
www.mens-sana.de

FSC
www.fsc.org
MIX
Papier aus verantwortungsvollen Quellen
FSC® C083411

Originalausgabe April 2015

Ein Unternehmen der Droemerschen Verlagsanstalt
Th. Knaur Nachf. GmbH & Co. KG, München.

Redaktion: Carlo Günther
Umschlaggestaltung: ZERO Werbeagentur, München
Umschlagabbildung: GettyImages/Fiona Crawford Watson; FinePic®, München
Satz: Adobe InDesign im Verlag
Druck und Bindung: CPI books GmbH, Leck
ISBN 978-3-426-87709-8

2 4 5 3 1

Inhalt

Feiere deine Individualität! 7

*inner**wise***-Heilmeditationen**

Sechs Meditationen für deine Heilung – die Übersicht 11
Wie du die *innerwise*-Heilmeditationen anwenden kannst 18

Der Heilatem

Einstimmung 23
Der Heilatem – die Meditation als Inspiration 38
Der Heilatem – die geführte Meditation als Inspiration 90

Mutter Erde

Einstimmung 106
Mutter Erde – die Meditation als Inspiration 108

*inner***yoga**

Einstimmung 118
*inner*yoga – die Meditation als Inspiration 120

Der Fluss des Lebens

Einstimmung 131
Der Fluss des Lebens – eine meditative Traumreise . . . 134

dance fingers dance

Einstimmung 144
dance fingers dance – die Meditation als Inspiration . . 145

make me an instrument

Einstimmung 150
Zwölf Dimensionen – die Meditation als Inspiration . 158
make me an instrument –
die Meditation mit Zahlen als Inspiration 163

Die *innerwise*-Heilmeditationen im Alltag

Ein Tag mit *innerwise*-Heilmeditationen 175
Der Armlängentest 178

Schlussgedanken der *innerwise*-Mentorin
Tanja Ulrich 187

Feiere deine Individualität

Die sechs Meditationen in diesem Buch sind wunderbare und einfache Werkzeuge der Heilung, die in meiner langjährigen Heilarbeit mit vielen Menschen entstanden sind. In all den Jahren wurden sie unzählige Male angewendet, haben sich verändert und weiterentwickelt – so wie sich die Menschen, denen ich begegnete, weiterentwickeln. Sie sind gereift. Nun ist die Zeit gekommen, sie zum ersten Mal in einem Buch zu vereinen und zu präsentieren. Mit dir, wenn du die Meditationen anwendest, werden sie sich auch weiterentwickeln, denn sie sind nur Inspirationen für deine Kreativität.

Mediationen sind Zustände, in denen ein ganz besonderer Frieden, Kreativität und das schöpferische Prinzip sich durch uns offenbaren und wir Zugang zu Energien bekommen, die uns sonst nicht zur Verfügung stehen. Wenn ich bei meinen Vorträgen und Workshops auf der Bühne stehe, so höre ich mir zu, höre, wie es durch mich spricht. Wenn ich in den Armen meiner Liebsten liege, so lasse ich mich fallen, und es ist die Liebe, die durch uns klingt und uns in Ekstase bringt. Wenn ich Heilung erlangen möchte, so gebe ich Kontrolle auf und erlaube der Quelle, der Kraft oder wie auch immer sie genannt wird, zu wirken und zu heilen. Die *innerwise*-Heilmeditationen helfen mir dabei – und dir. **In Meditationen werden wir durch die Hingabe an das Sein ein Instrument der Schöpfung, des Göttlichen. Wir sind direkt angebunden. Es sind Momente, in denen wir wieder direkt aus dem Einen, der Schöpfung, atmen und leben. Je mehr wir meditieren, desto mehr integrieren wir diese Mo-**

mente in unser Leben. Unser Leben kann so mehr und mehr zu einer einzigen Meditation werden.

Mein Ansinnen bei der Entwicklung der *innerwise*-Heilmeditationen war es, in einfachen Werkzeugen Hilfen zur Verfügung zu stellen, die jeder Mensch kreativ weiterentwickeln kann, um die Komplexität des Lebens zu verstehen und zu bewältigen.
Das Ziel meiner Heilarbeit ist es, Menschen den Zugang zu Individualität, Freiheit und Selbstverantwortung zu ermöglichen, die dazu bereit sind – von selbst bereit. Denn Freiheit ist immer an Selbstverantwortung gekoppelt, Freiheit ist das Geschenk, das wir für eine gelebte Selbstverantwortung bekommen. Was du in diesem Buch finden wirst, sind daher keine Anleitungen, sondern Inspirationen, mit denen du wie mit Bällen jonglieren kannst.
Ich wünsche dir dabei viele Momente der Eingebungen, des Friedens und der Heilung. Mögen sie dir helfen, dich selbst zu finden und zu leben.

Uwe Albrecht
Berlin, Januar 2015

*inner***wise**-
Heilmeditationen

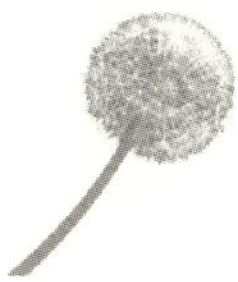
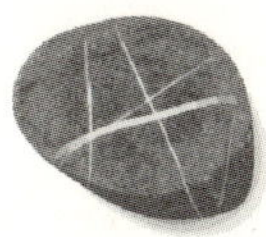
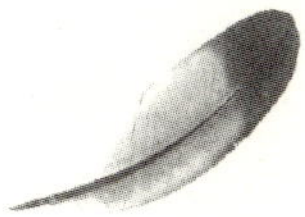
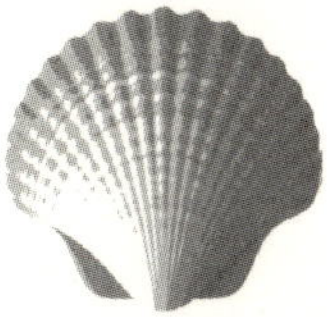
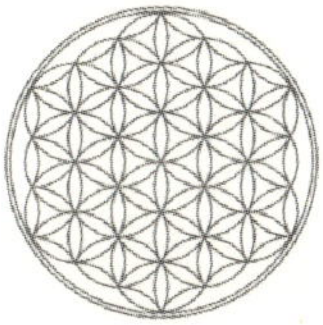
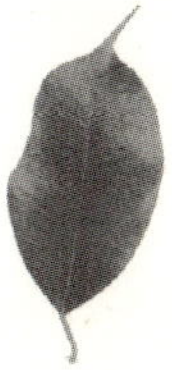

Sechs Meditationen für deine Heilung – die Übersicht

Der Heilatem – Heilung der Seele

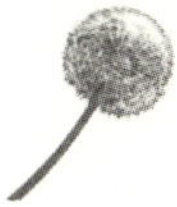

Wir klären viele Themen in der Realität, auf gedanklicher und emotionaler Ebene, und wundern uns dann, dass sie sich immer noch nicht auflösen. Die Wurzeln der Themen liegen oft im Energetischen und Seelischen. Mit dem Heilatem kannst du diese tiefen Ebenen erreichen und heilen. Damit ist der Heilatem geradezu universell anwendbar und in vielen Problemfeldern wie Schmerzen, innerer Leere, Beziehungsproblemen, Aussprachestörungen, Prüfungsstress und tiefen seelischen Verletzungen hilfreich.

Wie die Meditation abläuft

Du atmest durch deine imaginäre Nabelschnur aus der Quelle heilende Energie ein. Und du atmest Themen und Probleme durch diese Nabelschnur aus. Ebenso kannst du auch die Energie der Quelle nutzen, um Verlorengegangenes zurückzuholen, wie deine Seelenanteile. Und du kannst alte Verbindungen auf Seelenebene in der Quelle auflösen.

Mutter Erde – Heilung des Herzens

Die Natur unserer Erde ist eine riesige Heilapotheke. Steine, Pflanzen, Farben, Wasser, Feuer – all das schenkt sie uns, und vieles davon haben wir als Pulver, Tropfen oder Öle in Heilmitteln eingefangen. Mit der Mutter-Erde-Meditation wirst du selbst zu deinem Heilmittel. Du wirst eine Birke, ein Schmetterling, ein Fluss, ein Vulkan oder eines der vielen anderen Kinder der Mutter Erde. Die Geschenke der Mutter Erde wirken in dir und schenken Harmonie, Klärung und Heilung.

Wir sind nicht getrennt von der großen Mutter und wir waren es nie, sondern sind eine ihrer blühenden Knospen. Indem wir uns dieser Verbindung wieder ganz bewusst werden, kann sie uns durch ihre Vielfalt von Entsprechungen, wie Tiere, Elemente, Kristalle, Pflanzen, unterstützen zu heilen.

Wie die Meditation abläuft

Voran stehen die Worte: *Mutter Erde, als Teil von dir bist du ganz in mir und lebst durch mich.* Du tauchst ganz in die Worte und so in Mutter Erde ein: Wenn du eins mit der großen Mutter geworden bist, wirst du zu einem Teil von ihr, etwa zu einem Wasserfall, einem Adler oder einem Baum. Dann beginnst du seine Kraft in dir zu fühlen und dich zu heilen.

Nachdem du dich mit Mutter Erde verbunden hast, kannst du das auch mit den anderen kosmischen Kräften und ihren Geschenken tun:
Vater Sonne, als Teil von dir bist du ganz in mir und lebst durch mich …
Himmel, als Teil von dir bist du ganz in mir und lebst durch mich …
Gott, als Teil von dir bist du ganz in mir und lebst durch mich …

*inner*yoga – Heilung des Körpers

Ein Schauspieler ist dann in der Lage, uns zu berühren, wenn er ganz in der Rolle aufgeht, die er spielt. Er wird dann zu der anderen Person. Werde du zu dem Heilmittel, identifiziere dich damit, bewege dich wie das Heilmittel, so kann das Heilmittel dich ganz tief berühren und verändern und beschenken.
Beim *inner*yoga ist es nicht nur die Identifikation mit den Heilmitteln, wie der Schauspieler beginnst du das Heilmittel zu leben, dich der Bewegung des Heilmittels hinzugeben. So kannst du wie ein Adler deine Flügel ausbreiten und das Gefühl des Fliegens spüren oder dich im Wind als Baum bewegen. Ihre Kräfte werden dich heilen.
*inner*yoga ist eine wunderbare Ergänzung zur Mutter-Erde-Meditation, die nur ein geistiges und emotionales Hineinversetzen in das Heilmittel ist. Beim *inner*yoga identifi-

zierst du dich auf allen Ebenen – dem Geist, dem Gefühl, dem Körper, der Seele und der Bewegung – mit einem Tier, einer Pflanze, einem Wasserfall, einer jeglichen Entsprechung von Mutter Erde. Diese Identifikation führt dazu, dass in natürlicher Art dein Körper und dein Geist dem folgen und du die Gestalt annimmst.

Wie die Meditation abläuft

Du verwandelst dich in deiner Vorstellung zu Teilen der Natur, etwa zu einem Tier, einem Adler. Du fühlst ihn in dir, fühlst seine und deine Flügel, fühlst, wie der Wind deine Federn hebt. Und du atmest wie ein Adler. Dein Körper wird von selbst beginnen, sich wie ein Adler zu bewegen. Deine Flügel werden sich öffnen. Jeder Adler ist einzigartig, jede Haltung, die du einnimmst, jede Bewegung ist richtig. Alles in der Natur ist in Bewegung, nichts ist statisch, fest eingeübte Positionen sind nicht mehr notwendig.

Der Fluss des Lebens – Heilung des Geistes

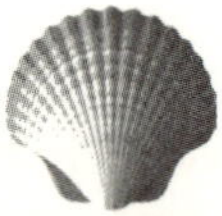

Bilderreisen können eine große Heilwirkung haben. Durch die Bilder können unser Bewusstes und Unbewusstes gemeinsam mit uns sprechen. Und wir haben die Möglichkeit, durch die Veränderung der Bilder unser Leben zu verändern. Der Fluss des Lebens ist eine Sinfonie aus Bildern, die in zehn Jahren therapeutischer Heilarbeit entstanden ist und dir Heilung und Harmonisierung auf vielen Ebenen schenkt.

Wie die Meditation abläuft

Du begibst dich auf die große Reise der Seele durch das Leben mit all ihren Herausforderungen. Lasse dich vom Text führen und verweile in den einzelnen Bildern, die dich berühren.

dance fingers dance – Wiederentdeckung der Leichtigkeit des Seins

Diese Meditation ist die Befreiung von in unserem Körper gespeicherten Blockierungen und Hemmungen. Kleine Kinder genießen die Freiheit der Bewegung, die Freude daran, sie können über ihren Körper ihre Gefühle mit Leichtigkeit ausdrücken. Doch mit dem Älterwerden, den wirkenden Regeln, Normen, Ver- und Geboten und vor allem den Ablagerungen von Schuld, Trauer, Neid, Verlusten und anderem Ungeklärten in unserem Gewerbe, den Muskeln, Faszien und Knochen werden wie unbeweglich, schüchtern, scheu.

Mit *dance fingers dance* entdeckst du die Freude am Körper und der Bewegung wieder.

Wie die Meditation abläuft

Deine Finger, deine Hände werden zu Tänzern auf einer imaginären Bühne, und du bist der Zuschauer. Die Finger und Hände wandeln die Musik in Bewegungen um, so dass du die Musik sehen kannst, ohne sie hören zu müssen. Die Hände sind frei von all den Begrenzungen, Regeln und Mustern, die du in dir trägst, und ihre Art Freiheit zu tanzen geht auf dein ganzes Wesen über und befreit dich.

make me an instrument – Heilung des Energiefeldes

Die großen und tiefen Themen unseres Seins wie Ängste, Bedrohungen, Sinnsuche, Seele, Zeit, Liebe, energetische Ladungen benötigen eine besondere Art der Meditation, die ihnen gerecht werden kann.

Da das Universum auf den Gesetzen der Mathematik und Geometrie basiert, bietet sich die Blume des Lebens an. Wir kennen sie aus zweidimensionalen Abbildungen als eine kreisartige Struktur, die sechseckig wird, wenn man sie mit immer mehr Schichten zeichnet. Ich habe sie in 3 D konstruiert, und aus dem Sechseck wurde ein Würfel (du siehst es auf den Innenseiten des Buchumschlags). Unterstützt mit Zahlencodes, die spezifische Eigenschaften in uns aktivieren, ist dies eine Meditation für alle Menschen, die Leben auf ganz tiefer Ebene verstehen und verändern wollen.

Wie die Meditation abläuft

Du begibst dich mit der Meditation in einen holographischen Raum, geschaffen aus der perfekten Geometrie der Blume des Lebens. Die innere Harmonie des Raumes erlaubt keine Disharmonie. Mit Hilfe von Zahlencodes, die wie mathematisch abstrakte Klangwolken wirken, kannst du spezielle Funktionen im Hologramm aktivieren. Dazu legst du nur deine Hand, deine Finger auf den Code und nimmst ihn in dieser Art mit in den holographischen Raum, in den du dich meditativ gebracht hast.

Wie du die *innerwise*-Heilmeditationen anwenden kannst

Jede der in diesem Buch vorgestellten Heilmeditationen kannst du einzeln anwenden. Du kannst die Heilmeditationen aber auch nach deinem Belieben und deinem Bedürfnis miteinander kombinieren. Wie du sie einfach und für lange Zeit in dein Leben integrierst, erkläre ich dir im letzten Teil des Buches.

Das 1 x 1 der Meditation

- Wir verbinden mit Meditation oft einen religiösen und spirituellen Überbau, eine besondere Kleidung, Musik und Stimmung. Aber Meditationen brauchen keinen äußeren heiligen Raum, sondern einen inneren. Diesen inneren Raum kannst du auch im äußeren Chaos erschaffen.
- Die Kunst der Meditation besteht in der Hingabe. Wenn du es schaffst, dich hinzugeben, nimmst du dich selbst gar nicht mehr wahr, sondern wirst zur Meditation. Bei den *innerwise*-Heilmediationen wirst du zu dem, was du visualisierst.
- Dadurch wird sich dein Klang, dein Feld, deine Energie ändern.
- Wenn du das Feld, deine Energie änderst, ändert sich deine Realität.
- So änderst du deine innere Musik, und dein Tanz im Leben wird anders sein.

Das Hologramm *make me an instrument* als Unterstützung und Inspiration

Du findest auf beiden Umschlaginnenseiten, vorne und hinten im Buch, farbige Abbildungen eines Hologramms. Ich habe es zusammen mit Freunden erschaffen. Unsere Idee dabei war, die Blume des Lebens in zwölf Schichten und dreidimensional zu manifestieren. Zu unserer Überraschung zeigte sie sich in der dreidimensionalen Darstellung als Würfel. So entstand ein geometrischer Raum, der auf reiner Harmonie basiert und uns und dir von nun an als Heilraum zur Verfügung steht. Stelle dir einfach vor, in diesem Raum, diesem Würfel der Blume des Lebens zu sein. Und dort bist du in guter Gesellschaft, denn die Gesetze des Universums befinden sich auch in ihr, denn sie basieren auf mathematischen Formeln und geometrischen Mustern, wie den platonischen Körpern, die sich alle in der Blume des Lebens konstruieren lassen.

Du kannst dich zur Unterstützung aller Heilmeditationen in diesen Raum begeben, und sobald du dich in ihm befindest, wirst du feststellen, dass es viel leichter ist, alles loszulassen und ganz im Meditieren aufzugehen. Denn Harmonie erschafft Harmonie.

Der Heilatem

(entstanden 2011)

Atme dich frei.
Atme dich gesund.
Atme dich glücklich.

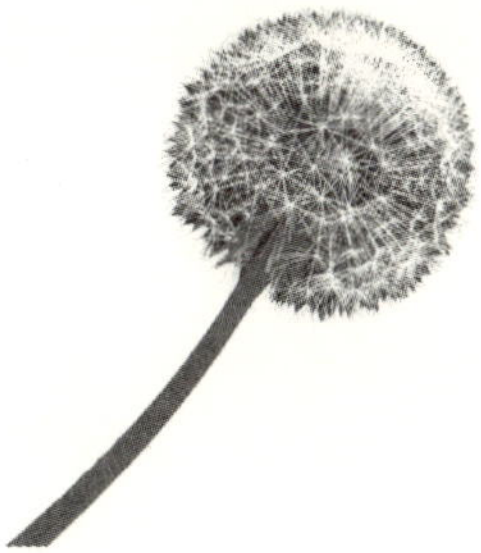

Diese Heilmeditation hilft besonders gut bei

- körperlichen Erkrankungen wie Entzündungen, Schmerzen, Organstörungen,
- Verletzungen der Seele,
- Beziehungsproblemen,
- Sprech- und Schreibproblemen,
- Schwierigkeiten beim Erlernen einer neuen Sprache,
- Prüfungsängsten,
- unterbrochener Kreativität,
- Energiemangel,
- energetischen Manipulationen und Abhängigkeiten,
- Problemen bei der Loslösung von ehemaligen Partnern,
- Beziehungsproblemen zwischen Eltern und Kindern,
- Unfähigsein zu vergeben.

Einstimmung

Heilen, befreien und verändern mit dem Heilatem

Der Heilatem ist eine Synthese aus Meditation, Atemtechnik und einer Verbindung mit der göttlichen Kraft. Der Heilatem ist für jeden Menschen innerhalb von wenigen Minuten erlernbar, überall anwendbar, und seine Wirkung ist unmittelbar spürbar, denn mit dem Heilatem bringst du Disharmonie wieder zurück zur Harmonie, und auf ihr basieren Gesundheit, Glück und Freude.

Wie wirkt Heilung mit dem Heilatem?

Heilung ist also nicht eine Frage der Zeit, sondern eine Frage der Intention bzw. der Wahl der Mittel und der Integration der Veränderungen ins Leben. Durch die achtsame Meditation begeben wir uns in den Heilraum, in den Raum der Seele, einen virtuellen Raum, von wo aus unser Leben erschaffen wird, denn die Seele ist der Bauplan unseres Lebens. Von dort aus können wir das, was wir verändern oder heilen wollen, mit dem Heilatem in die Quelle, in die göttliche Kraft, atmen. Die eigentliche Transformation und Heilung findet in der Quelle statt, und wir atmen die reine, heile und geklärte Energie wieder in unseren Seelenraum ein und integrieren sie damit in unser Leben.

Es ist beim Heilatem nicht nötig, die alten emotionalen Verletzungen aus unserem Leben (wie Herabsetzungen und Beleidigungen, Gewalt und Schicksalsschläge) noch einmal zu fühlen oder sich ihren Schmerzen nochmals auszusetzen, um sie zu heilen. Sie werden nur liebevoll berührt, ihre noch vorhandene negative Ladung beseitigt, und damit heilen sie. Denn die negativen Ladungen der nicht beendeten Themen führen immer wieder zu Symptomen.
Lass uns etwas sprechen über

- den Atem des Lebens,
- den Raum der Seele und die Seele,
- das Universum als unendlicher Heilraum,
- Gott, die Quelle oder die Schöpfung,
- die Nabelschnur und den Atem und
- das Hologramm als Unterstützung.

Ein ergänzendes sinnvolles Heilwerkzeug ist der Armlängentest. Du findest im letzten Teil des Buches ab Seite 177 eine Anleitung dazu.

Atmen ist Leben

Unser ganzes Wesen atmet. Nicht nur die Lunge, auch unser Herz, unser Schädel, unsere Organe, unser Energiefeld, unsere Seele. Alles, woraus wir bestehen, ist Rhythmus, ist lebendig, ist Atem. Oft ist der Atem nicht frei, sondern eingeschränkt und blockiert. Doch wie lässt er sich befreien?
Wir können unseren Atem nicht mit dem Willen oder speziellen Atemübungen dauerhaft verändern. Wenn wir das versuchen, dann hält die Wirkung nur so lange an, wie wir die

Aufmerksamkeit darauf richten. Doch was sind fünf oder fünfzehn Minuten eines ganzen langen Tages mit 1440 Minuten?
Unser Atem ist ein Anzeiger für Themen, Blockaden und negative Ladungen in unserem Leben. Blockaden sind innere Erstarrungen, ein Stehenbleiben der Zeit, und sind mit dem Leben nicht vereinbar, weil sie das Gegenteil von Bewegung sind. Negative Ladungen sind alles, was nicht Liebe ist: Hass, Schuld, Angst, Aggression, Trauer und vieles mehr, und sie erschaffen Krankheiten. So steht eine Blockade in der Ausatmung, also das Gefühl, nicht tief und frei ausatmen zu können, für die Unfähigkeit, Themen aus der Vergangenheit loszulassen. Und Blockaden in der Einatmung, also das Gefühl, nicht frei einatmen zu können beziehungsweise gegen einen Widerstand zu atmen, stehen für Angst und Unsicherheit in Bezug auf die Zukunft. Die Atmung, die Tätigkeit unserer Lunge, findet nicht isoliert in unserem Körper statt. Das wird deutlich, wenn wir uns die unterschiedlichsten Vernetzungen der Organe und Teile im Körper ansehen. Beginnen wir bei den Augenmuskeln: In der ganzheitlichen Diagnostik, die in den letzten Jahren immer mehr Einfluss auf die Schulmedizin hat, wurde gezeigt, dass in den Augenmuskeln ungelöste emotionale Themen gespeichert werden. Sie sind eine Art Gedächtnis für diese. Die Augenmuskeln sind auch wichtig für unser Gleichgewicht, und sie stehen mit dem Atlas, dem ersten Halswirbelkörper, und den anhängenden kleinen Muskeln in enger Verbindung. Von dort wiederum wird die Bewegungsfähigkeit des Brustkorbes und damit unsere Atmung beeinflusst. Der Brustkorb selbst beeinflusst den Stand des Beckens, und das bestimmt, ob unsere Beine gleich lang sind oder nicht.

Therapeutische Erfahrungen zeigen, dass in 99 Prozent der Fälle von Beinlängendifferenzen unverarbeitete emotionale Themen die Ursache sind und damit keine Schuherhöhung nötig ist. In dem Moment, in dem die emotionalen Themen gelöst sind und die negativen Ladungen dahinter verschwinden, gelangt das Becken von selbst wieder in Balance, entspannen der erste Halswirbelkörper und seine kleinen Muskeln, wird die Atmung tief und effektiv, sind die Augenmuskeln wieder frei. Und die unsinnigen Schuherhöhungen können im Kamin verbrannt werden. So einfach funktioniert der Mensch.

Um also zu verstehen, wie die Verbindungen in unserem Körper verlaufen, ist es relevant zu wissen, wo genau die Blockaden sitzen. Ob etwa im eben genannten Beispiel das rechte oder das linke Bein verkürzt ist. Denn das rechte steht für Themen der männlichen Seite, für den aktiven Aspekt oder auch den Yang-Aspekt der chinesischen Philosophie. Das linke Bein steht für die Themen der weiblichen Seite, für Herzthemen oder auch Yin-Themen. So kann ein verletztes Herz zu einer Verkürzung des linken Beines führen.
Dabei ist unser Atem einer der besten Anzeiger, dass und welche Blockaden in uns vorliegen. Wenn eine Last auf ihm liegt, Widerstände ihn einengen, ungeweinte Tränen und Trauer den Atem klein machen, hat das immer Auswirkungen auf unseren ganzen Körper.

Der Weg zur dauerhaften Befreiung des Atems ist die Auflösung unserer Ladungen, Themen, Konflikte, Kompromisse, Lügen und Ängste. Dann atmet die Lunge wieder frei, der Craniosacral-Rhythmus, die rhythmischen Pulsationen der

Gehirn-Rückenmarksflüssigkeit oder auch der Atem unseres Schädels und der Wirbelsäule, ist wieder frei und der Organatem, der die Durchblutung unserer Organe steuert, ist wieder frei. Unser Seelenatem ist wieder frei. Dann können wir im Fluss leben, dann können wir zu Hause ankommen.

Und noch etwas: Der Heilatem ist ein Weg, sich selbst zu heilen. Er ist für jeden schnell und einfach zu erlernen und sofort wirksam. Jeder Mensch kann sich immer nur selbst heilen, niemand kann das von außen für einen anderen tun. Therapeuten können bei der Heilung helfen, aber das Leben zu verändern und sich somit zu befreien, ist die alleinige Aufgabe eines jeden Menschen selbst.

Werkzeuge des Heilatems

Du setzt dich hin, entspannst dich, schließt die Augen und stellst dir den Raum deiner Seele vor. Lasse in deiner Vorstellung alles zu, ein Zimmer, einen Ort in der Natur, den abstrakten dreidimensionalen Raum einer Computergrafik oder auch den Heimatplaneten des Kleinen Prinzen von Antoine de Saint-Exupéry. Und dann nimm das ganze Universum darum wahr, grenzenlos. Nun stelle dir die Quelle, Gott, die Schöpfung vor und verbinde dich durch die Nabelschnur, die dich im Mutterleib mit deiner Mutter verbunden hat, mit ihr. Wir alle haben neun Monate lang schon durch die Nabelschnur Leben geatmet. Du brauchst dich nur zu erinnern, dann kannst du aus der Quelle heilende Energien durch die Nabelschnur einatmen. Du kannst Themen und Probleme durch die Nabelschnur ausatmen. Du kannst auch die Energie der Quelle nutzen, um Verlorengegangenes zurückzuholen, zum Beispiel Seelenanteile. Und du kannst alte Verbindungen auf Seelenebene in der Quelle auflösen, indem du sie in die Quelle ausatmest.

Der Seelenraum

Der Seelenraum ist Gott im Jetzt für den einzelnen Menschen. Es ist der Tropfen Göttlichkeit, den wir alle in uns haben. Er ist nicht der ganze Gott, sondern der Teil Gottes, den ein einzelner Mensch als Aufenthaltsraum für seine Seele benötigt. Es ist der Heimatplanet deiner Seele, so wie der kleine Prinz seinen Planeten hatte. Es gibt keinen kollektiven Seelenraum, jeder Mensch hat seinen eigenen. Allerdings besteht die Möglichkeit, dass die Räume zweier Menschen von einem Liebesfeld umgeben werden.

Dieses Liebesfeld ist wie eine vollkommene Seele, ein vollkommenes Abbild Gottes, das zwei Menschen die Erinnerung an ihr Zuhause in der Quelle zurückgibt. Daher kommt auch die große Sehnsucht aller Menschen nach Liebe. Liebe ist ein göttliches Feld, das die Seelenräume umgibt.

Wenn Menschen Angst haben, immer das Negative erwarten, ist ihr Seelenraum sehr weit von der Quelle entfernt. Der Grund für die enorme Entfernung ist schlicht Selbstschutz. Je näher sie der Quelle kommen, desto stärker können sich ihre Erwartungen manifestieren. Dann können kraftvolle negative Gedanken in die Selbstzerstörung führen. Je positiver ein Mensch denkt, desto größer wird dieser Raum, desto mehr kann dieser Mensch bewusst und unbewusst manifestieren, wenn sein Seelenraum dem Göttlichen näherkommt.

Die Seele

Das, was jeder von uns als seine Seele wahrnimmt, ist der Teil von ihr, der uns jetzt, in diesem Moment im Seelenraum noch zur Verfügung steht. Der Teil war einmal viel größer, doch viel von ihm ist verloren gegangen. Ich habe das bei vielen Patienten und Teilnehmern der *innerwise*-Kursen mit dem Armlängentest ausgetestet, den ich dir im letzten Teil des Buches ab Seite 177 vorstelle. Das Ergebnis: Im Glücksfall waren mehr als zwanzig Prozent der Seele vorhanden, häufig jedoch waren es weniger, nicht selten war fast nichts mehr übrig. Das ist die Folge davon, dass wir bei jeder seelischen Verletzung Anteile unserer Seele verlieren – je schwerer, desto mehr. Sie spalten sich ab von uns.
Wenn du in deinem Leben zurückreist, etwa in einer Meditation wie dem *Fluss des Lebens,* den ich dir in diesem Buch vorstelle, wirst du eine immer größere Vollkommenheit der Seele wahrnehmen, je weiter du dich in die Vergangenheit zurückbegibst. Allerdings dürfen wir nicht bei der Zeugung enden, wenn wir in der Zeit zurückreisen, sondern müssen weiter zurückgehen. Wir müssen uns damit beschäftigen, woher unsere Seele kommt, ob es Vorleben gab und somit etwas existiert, was in der hinduistischen Mythologie Karma genannt wird. Bei meiner Suche kam ich auf folgendes Ergebnis: Die Seele war vor der Inkarnation in einen Körper vollkommener als in dem Zustand, nachdem sie ins Fleisch getreten ist. Gehen wir daher noch weiter in die Vergangenheit zurück, vor unsere jeweiligen Vorleben und sogar noch vor das Aufladen unserer Existenz mit karmischer Ladung, so können wir eine seelische Fülle und Vollkommenheit wahrnehmen, wie sie in unserem Leben unvorstellbar ist. Es ist ein Erfülltsein mit Liebe, ein Bad in der Liebe.

In vielen Kursen war es mir möglich, die Teilnehmer während der Meditationsreise dieses Erfülltsein wahrnehmen zu lassen. Daraufhin entstanden Liebesfelder in den Gruppen, die sich kaum beschreiben lassen. Einmal ist eine Gruppe im Anschluss an einen Kurs über einen belebten Marktplatz einer österreichischen Stadt gegangen. Die Teilnehmer wurden von den anderen Menschen in völlig ungewohnter Art angesehen, so, als ob diese die Liebe sehen konnten, die von ihnen ausging.

Der erste Erscheinungsraum in der Dualität ist der Raum vor dem Aufladen jeglicher karmischer Ladung. Wenn ich das in biblische Bilder übersetze, dann ist der Garten Eden der Ort der Vollkommenheit, der Einheit mit Gott. Das Essen des Apfels – der Frucht der Erkenntnis, wie die Übersetzung wörtlich lautet – erschuf die Dualität. So war die Seele das erste Mal eigenständig und existenzfähig, und daher musste sie den Garten Eden als Einheit verlassen. Die anschließende Geschichte von Kain und Abel gibt ein Beispiel für die karmische Ladung, mit der wir uns im menschlichen Sein herumschlagen müssen. Die Erinnerung an den Garten Eden verblasst hier immer mehr. So, wie auch die vollkommene Seele zunehmend schwächer wird, weil immer mehr Teile von ihr abgespalten werden und verloren gehen.

Das Universum als unendlicher Heilraum

Nicht immer befinden sich alle Anteile unserer Seele im Seelenraum. Genau genommen ist ein Großteil unserer Seele, unseres Selbst, meistens nicht anwesend. Unser Raum ist oft leer. Die Folge: Wir sind nicht anwesend im Jetzt. Doch wo sind wir dann, wo ist die Seele? Wie schon erwähnt, werden durch Traumen und Verletzungen Anteile unserer Seele abgespalten und verschwinden durch Fluchttunnel. Sie sind dann lost in space, verschollen in den Weiten des Weltalls. Es bleibt nur ein kleiner Abschiedsbrief liegen: »Ich halte es hier nicht länger aus.«

Scheinbar sind die Anteile der Seele dann verloren, nicht mehr aufzufinden im unendlichen Raum, und wir wissen auch nicht, ob sie nicht auch durch Zeit- und andere Dimensionstore gegangen sind. Denn dieser Raum besteht aus mehr als den drei Dimensionen Länge, Breite und Höhe. In diesem Raum kann sich etwas in allen möglichen Dimensionen ausbreiten: in der Zeit, in Informations- und Strukturebenen. Der deutsche Physiker Burkhardt Heim hat zwölf Dimensionen physikalisch und mathematisch beschrieben. Doch welcher Mensch außer ihm kann sich schon vorstellen, sich in mehr als den drei Dimensionen zu bewegen? Schon die Zeit als Dimension zu begreifen beziwhungsweise die Möglichkeit, sich in der Zeit zu bewegen, Zeit zu dehnen, zu beschleunigen oder gar anzuhalten und in verschiedenen Zeiten gleichzeitig zu sein, ist für uns nahezu unmöglich. Und doch existiert dieser multidimensionale Raum. Er ist die Grundlage unserer Realität. Weil wir Menschen uns alle existierenden Dimensionen in ihrer Interaktion nicht vorstellen können, bleibt uns nur die Annäherung an das Unfassbare.

Wenn wir den unendlichen Raum schon nicht rational verstehen können, so können wir ihn doch in der Meditation erfahren – als Feld. In der Heilmeditation *make me an instrument* findest du eine geführte Reise in die zwölf Dimensionen, die dir all diese Räume öffnen kann. Zurück zu den abgespaltenen Anteilen unserer Seele. Sie können sich über-

all in dem weiten multidimensionalen Raum aufhalten. Wenn wir sie wieder zurückhaben wollen, müssen wir diese Räume zumindest als Möglichkeit zulassen.
Neben den Fluchttunneln gibt es auch die Möglichkeit, dass die Anteile durch einen Riss unseres Seelenraums verschwunden sind. Diese Risse finden wir oft über Narben, körperliche und emotional-energetische. Du kannst es dir auch als einen Riss der Atmosphäre vor Augen führen (ähnlich wie ein Ozonloch), durch den ein Teil der lebensnotwendigen Luft verschwindet und dafür anderes eindringen kann, wovor uns die Atmosphäre sonst schützt. Eine andere bildliche Vorstellung dafür ist ein Riss in der Eisdecke eines Sees, der entsteht, wenn der Winter an Kraft verliert. Durch diesen Riss kann etwas in der Tiefe des Sees verschwinden, gleichzeitig aber auch schwarzes Wasser aus der Tiefe hervorquellen. So können durch die Risse auch Energien und Themen in unser Leben eindringen, die aus den Parallelwelten kommen, die nicht einmal etwas mit uns selbst zu tun haben müssen. Das sind zum Beispiel Krankheiten, an denen wir uns therapeutisch die Zähne ausbeißen, Krankheiten, die am Ende oft gewinnen, zum Beispiel Krebs. Aber auch Wunden unserer Seele, die wir mit den vorhandenen Mitteln nicht heilen können, so, wie wir durch einen Riss im Eis nicht den ganzen See mit einem Wischlappen trockenlegen können.

In den unterschiedlichen therapeutischen Richtungen beziehungsweise Schulen werden drei klassische Wege aufgezeigt, mit verlorengegangenen Seelenanteilen umzugehen: Ein Weg ist das Finden und Hineinrufen in die Fluchttunnel, in der Hoffnung, der abgespaltene Seelenanteil hört es und hat Lust zurückzukommen. »Was ist geschehen, als du sie-

ben Jahre alt warst? Wie hat es sich damals angefühlt?« Dieser Weg führt oft zu einer Reaktivierung der Traumen, was eine Heilung verhindert. Es ist die Methode vieler Arten der analytischen Psychotherapie, und deren Erfolgsrate ist ungefähr so hoch wie die der konventionellen Krebstherapie.
Eine weitere Möglichkeit ist es, erst gar nicht weiter nach dem Seelenanteil zu suchen und das Defizit zu verdrängen oder es sich schönzureden. Oder man schluckt einfach Pillen, um glücklich zu sein. Der dritte Weg besteht darin, alle verlorengegangenen Anteile der Seele wieder im Jetzt zu vereinen, so das Energiefeld zu harmonisieren, zu homogenisieren und zu heilen. Dieser letzte Weg birgt die wahre Kunst des Heilens in sich. Diese Fähigkeit beherrschen im Übrigen auch die Laikas, die Schamanen der Inkas.
Mit dem Heilatem gehen wir einen ähnlichen Weg: Ohne noch einmal im alten Trauma herumzuwühlen, nutzen wir die göttliche Energie in uns und fluten mit Hilfe unseres Atems all die Fluchttunnel mit göttlicher Energie. Damit erinnern wir die Seelenanteile wieder an ihr ursprüngliches Zuhause im vollkommenden Raum. Mit dem Atem können wir sie dann auch wieder ins Jetzt des Seelenraums zurückholen. Doch bevor sie dort wieder integriert werden, schicken wir sie noch einmal mit Hilfe des Atems zu einem heilsamen Kurzurlaub in den Garten Eden, zur Quelle, um sie dann wieder mit dem Atem in unseren Seelenraum zu leiten und zu integrieren. Und das alles geschieht in nur drei Minuten.

Wenn die Anteile der Seele durch manipulativ erzeugte Risse im Seelenfeld verschwunden sind und keine Fluchttunnel hinterlassen haben, dann ermöglicht uns der Atem, das Uni-

versum in all seinen Dimensionen mit der göttlichen Energie zu durchfluten, um die Seelenanteile wiederzufinden. Dabei ist es wichtig, all die möglichen Dimensionen zumindest zuzulassen, wenn sie auch für uns nicht vorstellbar sind. Denn nur die Bewusstheit der Absicht entscheidet über den Erfolg der Arbeit.
Anders ausgedrückt, die göttliche Heilenergie kann nur dorthin fließen, wo wir sie auch hinschicken. Dann kann das Göttliche den Raum erfüllen, die Seelenanteile finden, und wir können sie nach Hause atmen, ihnen dann einen Heilurlaub in der Länge der Zeit zwischen der Aus- und Einatmung im Garten Eden geben und sie geheilt und gekräftigt wieder in unseren Seelenraum zurückatmen. Auch das bedarf nur drei Minuten Zeit.

Das Göttliche, die Quelle, Schöpfung

Ein paar Worte zur Quelle allen Seins, oder nennen wir sie Gott, Allmächtiger, Papa oder wie auch immer. Mit Sicherheit meine ich nicht den Gott der Kirchen, den Gott der Religionen, den Gott, der sich angeblich alte Männer als Stellvertreter auf Erden gesucht hat.
Ich habe meinen Zugang zu Gott durch William Paul Youngs Bestseller *Die Hütte* gefunden. Dieses Buch hat meine Verbindung zu »Papa« geheilt, der schwarzen, lustigen großbrüstigen Frau mit einem riesengroßen Herzen. Damit war Gott für mich von dem Unangenehmen befreit worden, was 2000 Jahre christliche Religion erschaffen hatten. Danke William, dass du Gott fühlbar gemacht und von den jahrtausendealten Dogmen und Machtlügen befreit hast. Wenn du immer noch den strafenden und wertenden Gott

in dir verinnerlicht hast, empfehle ich dir, den Heilatem nicht zu verwenden, denn nur mit einem Gott der Liebe kannst du Heilung finden.
Für mich ist die Quelle, du kannst sie auch Gott, Allah oder den Schöpfer nennen, nur Liebe, bedingungslose Liebe. Da wartet kein Jüngstes Gericht am Ende des Lebens auf uns, sondern nur das Paradies.

Die Nabelschnur und der Atem

In der Entwicklung des Heilatems habe ich verschiedene Atemtechniken ausprobiert, um während der Ausführung des Heilatems den Seelenraum mit der Quelle zu verbinden. Das Atmen durch die Lunge, so, wie wir Luft atmen, bietet eine Möglichkeit. Sich über den inneren Kanal mit der Quelle zu verbinden ist eine andere. Eine weitere Möglichkeit ist es, durch die Nabelschnur zu atmen. Im Bauch unserer Mutter haben wir bereits neun Monate nur über die Nabelschnur geatmet. Unsere ganze Versorgung erfolgte über sie. Daran brauchen wir uns nur zu erinnern und können die Atmung als Vorstellung in der Meditation reaktivieren.

Als Hilfe hierfür eine kleine Übung:

Visualisiere die Nabelschnur zwischen dir und deiner Mutter im Mutterleib.

Schicke die Liebe deines Herzens durch die Nabelschnur zu deiner Mutter.

Nun visualisiere die Nabelschnur von deiner Seele zur großen göttlichen Quelle.

Dann schicke deine Liebe durch die Nabelschnur zur Quelle.

Atme die Liebe und Energie von deiner Mutter durch die Nabelschnur ein.

Dann atme Liebe und Energie aus der Quelle durch die Nabelschnur ein.

Das Hologramm *make me an instrument* als Unterstützung

In ruhigen und energetisch klaren und schönen Räumen lässt es sich leichter meditieren als in der lauten und unruhigen und oft disharmonischen Umgebung, in der wir uns normalerweise aufhalten. Aber genau dort im täglichen Chaos benötigen wir die Meditation, um unsere innere Balance und unseren Frieden wiederzuerlangen oder zu halten.

Mit dem Hologramm *make me an instrument,* das auf den Umschlaginnenseiten des Buches abgedruckt ist, gebe ich dir eine Unterstützung, denn es ist eine in sich harmonische Struktur mit einer hohen Energie. Die Blume des Lebens dreidimensional konstruiert ergibt einen Würfel. Du kannst dir beim Heilatem vorstellen, dich in ihr zu befinden, und bist energetisch damit wie in einem heiligen schönen Raum, einem Heilraum.

Der Heilatem – die Meditation als Inspiration

Nun erkläre ich dir, wie du mit dem Heilatem in vielen Bereichen meditieren und dich heilen kannst.

Sprache und Stimme

Nur wer klingt, ist zu hören – von anderen Menschen und vom Leben. Und nur wer zu hören ist, bekommt eine Antwort auf die inneren Fragen und Wünsche.

Deine Stimme finden

Buchstaben und Sprache begleiten uns das ganze Leben. So sollte man doch denken, dass es uns leichtfällt, unser eigenes Alphabet auszusprechen. So dachte ich auch, bis ich vor einigen Jahren in einem Rhetorik-Coaching alle Vokale einzeln aussprach und dabei spürte, wo in meinem Körper der einzelne Buchstabe gebildet wurde, wohin sich der Klang im Körper ausbreitete und mit welcher Kraft ich ihn aussprach. Das I entstand nur oberhalb meines Mundes und was piepsig und kraftlos. Daraufhin bin ich geistig in meinem Leben zurückgegangen und konnte spüren, dass ich mit sechs Jahren den Buchstaben I noch in meinem ganzen Körper bilden konnte, ihn mit einer Tiefe und Fülle aussprechen konnte. Ich hatte die Augen geschlossen und sah mich innerlich in der ersten Klasse, und ich sah meine Lehrerin.

Ich hörte ihre Gedanken über mich und spürte die Macht, mit der sie mich als Linkshänder zum Rechtsschreiben nötigte. Ich habe den Heilatem verwendet, um die blockierten Energien der damaligen Zeit zu klären. Mit den geklärten Energien habe ich dann meine Verbindung zu dem Buchstaben I geheilt. Unmittelbar darauf war ich beim Rhetorik-Coaching in der Lage, das I wieder in seiner vollen Kraft und Schönheit auszusprechen. Nach dieser Erfahrung habe ich dann jeden einzelnen Buchstaben des Alphabets gespürt und mit dem Armlängentest (ich stelle ihn dir auf Seite 177 genauer vor) getestet und, wenn nötig, mich dazu selbst behandelt.
Bei einem Treffen mit anderen Therapeuten haben wir das Thema gemeinsam in der Tiefe ausgelotet und festgestellt, dass es auch sinnvoll ist, die Zahlen 1 bis 9 und die gesungenen Töne auszutesten. Es war interessant, festzustellen, dass in bestimmten Situationen die wiedergefundene Kraft der Buchstaben einfach verschwindet. Oft passiert das bei Erwachsenen, wenn sie sich vorstellen, bei ihren Eltern zu Besuch zu sein. Da findet eine Art natürliche Regression statt: Man wird wieder ein Kind, und schon kommen alle alten Muster wieder zum Vorschein. Eine noch größere Herausforderung liegt darin, das Wort und den Ton zu beherrschen bei der Vorstellung, in der Öffentlichkeit aufzutreten. Stelle dir vor, du stehst auf einer Bühne und sprichst dann alle Buchstaben des Alphabetes einzeln. Dabei spürst du jeden Buchstaben, spürst, ob er in seiner ganzen Kraft und Schönheit gesprochen ist, und testest dazu mit dem Armlängentest. Dann gehst du noch die Zahlen von 1 bis 9 und die gesungene Tonleiter durch. Im Idealfall ist dein ganzer Körper – dein Rumpf, dein Kopf, deine Arme und Beine und dein ganzes Energiefeld – der Resonanzraum für die Klangbildung.

Jeder Buchstabe, jede Zahl, jeder Ton entsteht in deinem ganzen Körper und bekommt damit die Kraft deiner ganzen Seele. Du klingst harmonisch und authentisch. Mit dem Durchführen des Heilatems in die Lichtquelle lassen sich die Blockaden bezüglich einzelner Buchstaben, Töne und Zahlen einfach lösen: Nimm gleich die größte Herausforderung, und stelle dir vor, in der Öffentlichkeit zu stehen und die Buchstaben und die Zahlen zu sprechen und die Töne zu singen, und teste sie einzeln mit dem Armlängentest aus.

	frei	kraftvoll	blockiert	schwach	Stress
A					
B					
C					
D					
E					
F					
G					
H					
I					
J					
K					
L					
M					
N					
O					
P					
Q					
R					
S					

	frei	kraftvoll	blockiert	schwach	Stress
T					
U					
V					
W					
X					
Y					
Z					
Ä					
Ü					
Ö					

In der Tabelle kannst du alle Buchstaben und Zahlen markieren, die beim Aussprechen, alle Töne, die beim Singen blockiert sind oder eine Differenz beim Armlängentest erzeugen.

	frei	kraftvoll	blockiert	schwach	Stress
0					
1					
2					
3					
4					
5					
6					
7					
8					
9					

	frei	kraftvoll	blockiert	schwach	Stress
C					
D					
E					
F					
G					
A					
H					

Heilatem »Deine Stimme finden«

Tauche ein in die Energie des Hologramms *make me an instrument,* dem Symbol, das du am Anfang und Ende des Buches findest. Stelle dir den unendlichen Heilraum, deinen Seelenraum und die Quelle vor.

1. Atemzug

Einatmung: Atme den blockierten Buchstaben (oder die Zahl bzw. den Ton) ein und alles, was damit in deinem Leben verbunden ist.

Ausatmung: Atme das alles in die Quelle aus.

2. Atemzug

Einatmung: Atme aus der Quelle den reinen Buchstaben (Ton/Zahl) ein.
Ausatmung: Erfülle mit dem Ausatmen deinen Seelenraum damit.

Wiederhole den Heilatem so lange, bis der Buchstabe (Ton/Zahl) gut und kraftvoll klingt und auch keinen Stress mehr beim Armlängentest hervorruft.
Danach geht es weiter mit dem nächsten Buchstaben, dem Ton oder der Zahl, bis alle stressfrei und kraftvoll sind.

Sprachen lernen leicht gemacht

Eine Japanerin lebte bereits seit fünf Jahren in Deutschland und sprach dennoch kaum Deutsch. Ihre Arbeitskollegen hatten ihre mangelnden Sprachkenntnisse fälschlicherweise als persönliche Ablehnung interpretiert, und sie verlor deshalb ihren Job. Sie kam mit dem Wunsch in meine Praxis, besser Deutsch sprechen zu lernen. Ich kannte sie schon eine Weile, und es fiel mir schwer, sie auf Deutsch anzusprechen, denn da war eine Schwelle, eine Art von unbewusster Ablehnung und Blockade, spürbar. So redeten wir in der Therapie wie bisher auf Englisch miteinander. Mein Gefühl war, dass sie Deutschland nicht als Heimat empfand und dadurch keinen Zugang zu der Sprache dieses Landes bekam. Die Sprache ist eine Ausdrucksform der Kultur, der Kommunikation, der Identität und all dessen, was ein Land ausmacht. Der Seelenraum der Frau war von Japan als Heimatfeld eng umhüllt. Ihre Liebe galt uneingeschränkt Japan. Doch ohne Liebe zu Deutschland konnte sie auch keinen Zugang zur deutschen Sprache erhalten.
So atmete sie mit dem Heilatem beim ersten Atemzyklus die Enge des japanischen Heimatfeldes in die Quelle aus und mit der Einatmung Weite und Raum ein, die sie dann mit der nächsten Ausatmung zwischen sich und das sie umge-

bende Feld Japans brachte. Mit der nächsten Einatmung atmete sie aus der Quelle das Heimat- und Liebesfeld für Deutschland ein und füllte mit der nächsten Ausatmung damit den leeren Raum zwischen sich und dem Feld Japans. Nun wurde ihr Seelenraum von zwei Heimatfeldern umgeben: innen Deutschland und weiter außen Japan. Das Erlernen und Praktizieren der deutschen Sprache war nun stressfrei – auch im Armlängentest.
Zwei Monate später kam sie wieder in meine Praxis und sprach von sich aus Deutsch mit mir. Ihr Wortschatz war wesentlich größer geworden, ihre Aussprache klarer und gut verständlich, und es machte mir Spaß, mich mit ihr auf Deutsch zu unterhalten. Die Schwelle, die Barriere, war weg. Die Veränderungen wurden auch in ihrer Umwelt wahrgenommen, so dass sie bereits mehrere kleine Arbeitsaufträge bekommen hatte.

Heilatem »Sprachen lernen leicht gemacht«

Tauche ein in die Energie des Hologramms *make me an instrument,* dem Symbol, das du auf den Umschlaginnenseiten findest.
Stelle dir den unendlichen Heilraum, deinen Seelenraum und die Quelle vor.

1. Atemzug

Einatmung: Atme die Enge des dich einschließenden Heimatfeldes der Muttersprache mit allen damit verbundenen Themen ein.
Ausatmung: Atme das alles in die Quelle aus.

2. Atemzug

Einatmung: Atme aus der Quelle Weite ein.
Ausatmung: Atme die Weite zwischen deinen Seelenraum und deine Muttersprache aus.

3. Atemzug

Einatmung: Atme das Heimatfeld der zu erlernenden Sprache mit deinen Widerständen dagegen ein.
Ausatmung: Atme das alles in die Quelle aus.

4. Atemzug

Einatmung: Atme aus der Quelle das geklärte Heimatfeld der zu erlernenden Sprache ein.
Ausatmung: Atme das neue Heimatfeld in die Weite zwischen Seelenraum und dem Feld der Muttersprache aus. Wenn nötig, wiederholst du den Heilatem, bis du von beiden Sprachen in gleicher Liebe umgeben wirst.

Schöner schreiben

Ich hatte immer die Ausrede, dass ich wegen meiner Schrift Arzt werden musste. Sie war so schlimm, dass ich sie oft selbst nicht mehr entziffern konnte. Kein einziger Buchstabe machte mir Spaß, ihn zu schreiben. Jeder einzelne verursachte eine Blockade in mir. Es war eine grundsätzliche Blockade, denn nach zwei bis drei Millimetern war bei jedem Buchstaben das gleiche verkrampfte Gefühl in mir.
Ich habe mich selbst mit dem Heilatem behandelt und konnte die Buchstaben danach sofort freier in die Luft zeichnen. Die Ursache für die Blockade lag in meiner Kindergartenzeit. Als ich vier Jahre alt war, wurde meine Art zu zeichnen negativ bewertet, und in der neunten Klasse hatte ich ein traumatisches Erlebnis mit einem sadistischen Lehrer, der sagte: »Jetzt gehen Sie nach vorn an die Tafel, und ich zeige Ihnen, dass Sie nichts können!«
Drei Tage nach der Selbstbehandlung änderte sich mein Schriftbild. Die Buchstaben begannen fließender zu werden, sie bekamen schöne Kurven, waren als einzelne Buchstaben zu identifizieren. Ich war selbst davon überrascht, dass Schreiben Spaß machen kann. Der Heilatem hat mich von der Blockade befreit. Und noch etwas: Nun bin ich auch davon befreit, Arzt sein zu müssen.

Schreibe die einzelnen Buchstaben mit geschlossenen Augen groß in die Luft und spüre die Bewegung. Wenn diese stockt oder blockiert ist oder wenn du mit dem Armlängentest dabei Stress bekommst, wende den Heilatem für diesen Buchstaben an.

	frei	kraftvoll	blockiert	schwach	Stress
A					
B					
C					
D					
E					
F					
G					
H					
I					
J					
K					
L					
M					
N					
O					
P					
Q					
R					
S					
T					
U					
V					
W					
X					
Y					
Z					
Ä					
Ü					
Ö					

Heilatem »Schöner schreiben«

Tauche ein in die Energie des Hologramms *make me an instrument,* dem Symbol, das du auf den Umschlaginnenseiten findest. Stelle dir den unendlichen Heilraum, deinen Seelenraum und die Quelle vor.

1. Atemzug

Einatmung: Atme die Ursachen ein, die zu der Schreibblockade dieses Buchstabens geführt haben (auch wenn dir ihre Ursachen unbekannt sind).
Ausatmung: Atme das alles in die Quelle aus.

2. Atemzug

Einatmung: Atme die Heilenergie und die Schönheit des Buchstabens aus der Quelle ein.
Ausatmung: Atme die Heilenergie und Schönheit der Schrift als Ausdruck deiner selbst in deinen Seelenraum aus.

Schreibe dann den Buchstaben wieder mit geschlossenen Augen in die Luft und genieße die Veränderungen. Wenn nötig, wiederhole den Heilatem für den Buchstaben. Danach gehst du zum nächsten Buchstaben über.

Prüfungsstress

Anna war fünfzehn Jahre alt, und es waren die letzten Wochen im Schuljahr. Anna hatte zu Hause lieber geträumt, als aufmerksam und wirklich präsent zu sein. Das brachte ihr eine Nachprüfung in Französisch ein. Als sie ihre missliche Lage realisierte, verfiel sie in Panik und Starre. Genau das war jedoch für ihre Motivation nun gar nicht förderlich.
Wir wendeten gemeinsam den Heilatem an, um sie von der Angst und Panik zu befreien. Sie bündelte alle Ängste mit dem Einatmen und atmete sie dann in die Quelle aus. Anschließend atmete sie aus der Quelle ein neues und friedliches Feld ein und ließ es mit dem Ausatmen in ihren Körper strömen. Das wiederholten wir so oft, bis sie sich friedlich anfühlte. Sie konnte sich das Lernen nun leichter vorstellen und verlor auch die Barriere zur Sprache. In der Woche vor der Prüfung schaffte sie es, sich auffallend positiv einzubringen, schaffte schließlich auch die Prüfung und konnte sich sogar um zwei Noten verbessern (von 5 auf 3 – wow!).

Heilatem »Prüfungsstress«

Tauche ein in die Energie des Hologramms *make me an instrument,* dem Symbol, das du auf den Umschlaginnenseiten findest. Stelle dir den unendlichen Heilraum, deinen Seelenraum und die Quelle vor.

1. Atemzug

Einatmung: Atme all deine Ängste und wertenden Gedanken und Worte von Lehrern und Eltern ein.
Ausatmung: Atme das alles in die Quelle aus.

2. Atemzug

Einatmung: Atme aus der Quelle friedliche Energie und Vertrauen ein.
Ausatmung: Fülle mit der Ausatmung den Seelenraum damit und spüre es überall in deinem Körper.

Wiederhole den Heilatem so lange, bis alle Angst gegangen ist, du in Frieden bist und du dir die Prüfungssituation stressfrei vorstellen kannst.

Heilung

Heilung ist das Wiedererlangen der inneren Vollkommenheit, es ist das Loslassen der alten Verletzungen, es ist die Rückkehr in die innere Harmonie.

Die Seele heilen

Alte Wunden heilen wir nicht allein mit Vergebung und indem wir mit dem Thema Frieden schließen. Der wichtigere Teil der Heilung ist die Heilung der verletzten Seele, denn mit jedem Trauma verschwinden Anteile unserer Seele. Diese Anteile sind dann nicht mehr im Jetzt präsent. In unserem Seelenraum wird es leerer. Bei manchen Menschen ist es so-

gar sehr leer dort. Das lässt sich auch mit folgender Frage austesten: »Wie viel von meiner Seele ist im Jetzt, im Seelenraum präsent?« Weil sich das am besten in Verhältniszahlen ausdrücken lässt, kannst du auch fragen: »Wie viele Prozent meiner Seele sind im Seelenraum anwesend?«
Die Ergebnisse liegen oft zwischen einem und zwanzig Prozent. Der Rest ist durch Traumata abgespalten worden und durch Fluchttunnel verschwunden. Es gibt zwei Arten, die Seelenanteile wieder zurückzuholen: Wir folgen ihnen durch die Fluchttunnel und können sie so wiederfinden. Oder wir suchen den ganzen Raum nach ihnen ab, aber versuche doch einmal, einen Teddybären im Weltall wiederzufinden.

Ein kleines Mädchen kam zu mir. Es hatte schon einige Verletzungen im Leben erlitten. Die Eltern hatten sich getrennt, sie war im Trennungskrieg der Eltern als »Geisel« benutzt worden, und so war von ihrer ursprünglich vollkommenen Seele kaum noch etwas zu spüren. Ihre Augen leuchteten nicht mehr, die Lebensfreude, die einmal ungezügelt aus ihr herausgesprudelt war, war weitgehend versiegt.
Sie begann mit dem Heilatem. Im ersten Atemzug atmete sie aus der Quelle reine Energie ein und füllte in der Ausatmung alle Fluchttunnel und Kanäle mit dieser Energie, um ihre Seelenanteile zu erreichen und sie wieder mit der Energie zu verbinden. Im zweiten Atemzug atmete sie die Energie aus den Fluchttunneln und Kanälen wieder ein und zog damit die verlorengegangenen Anteile wieder in den Orbit um ihren Seelenraum. Die Seelenanteile umgaben den Raum wie Satelliten.
Sie wiederholte die ersten beiden Atmungen ein paarmal, bis alle Seelenanteile wieder in ihrem Seelenraum angekom-

men waren. Dann atmete sie all diese Anteile ein und atmete sie in die Quelle aus. Mit der nächsten Einatmung zog sie die durch die Quelle geheilten Seelenanteile durch ihren inneren Kanal wieder in ihr Jetzt, und mit der Ausatmung erfüllten sie diesen Raum wieder ganz. Die Augen des Mädchens leuchteten wieder.

Visualisiere alle Kanäle, durch die jemals in diesem Leben Anteile deines Selbst, deiner Seele, verlorengegangen sind.

Heilatem »Die Seele heilen«

Tauche ein in die Energie des Hologramms *make me an instrument,* dem Symbol, das du auf den Umschlaginnenseiten findest. Stelle dir den unendlichen Heilraum, deinen Seelenraum und die Quelle vor.

1. Atemzug

Einatmung: Atme aus der Quelle reine Energie ein.
Ausatmung: Fülle mit der Ausatmung alle Fluchttunnel der abgespaltenen Seelenanteile mit dieser Energie, diesem Licht.

2. Atemzug

Einatmung: Atme aus den Fluchttunneln die Energie und damit alle abgespaltenen Seelenanteile ein.
Ausatmung: Atme all die wiedergefundenen Seelenanteile in die Quelle aus.

3. Atemzug

Einatmung: Atme aus der Quelle die geheilten Seelenanteile ein.
Ausatmung: Integriere alle Seelenanteile mit der Ausatmung wieder in dein Leben.

Wiederhole den Heilatem so oft, bis die Seele wieder komplett ist, die Fluchttunnel leer und verschwunden sind.

Organheilung

Unsere Organe geraten oft aus dem Gleichgewicht, manchmal so stark, dass sie davon krank werden. Oft sind sie jedoch nur auf der energetischen oder emotionalen Ebene belastet.
Wir unterscheiden folgende Ebenen bei den Organen:

- die organisch-strukturelle Ebene
- die biochemische Ebene
- die gedankliche Ebene
- die emotionale Ebene
- die energetische Ebene
- die seelische Ebene

Auf all diesen Ebenen können Störungen auftreten. Beziehe deshalb alle Ebenen in den Heilatem ein, um damit erfolgreich zu sein.

Heilatem »Organheilung«

Tauche ein in die Energie des Hologramms *make me an instrument,* dem Symbol, das du auf den Umschlaginnenseiten findest. Stelle dir den unendlichen Heilraum, deinen Seelenraum und die Quelle vor.

1. Atemzug

Einatmung: Atme die negativen Energien aus dem Organ ein.
Ausatmung: Atme das alles in die Quelle aus.

2. Atemzug

Einatmung: Atme aus der Quelle klare und reine Energien ein.
Ausatmung: Fülle mit der Ausatmung das Organ mit diesen reinen Energien.

3. Atemzug

Einatmung: Atme alle Blockaden, Störungen und Krankheiten des Organs ein.
Ausatmung: Atme das alles in die Quelle aus.

4. Atemzug

Einatmung: Atme aus der Quelle heilende Energien ein.
Ausatmung: Erfülle mit der Ausatmung das Organ damit, so dass es gesunden kann.

Führe anschließend den Heilatem »*Die Seele heilen*« durch, um dich tief auf der Seelenebene zu heilen.

Körperteile wieder integrieren

Ein Freund kam zu einer Behandlung. Er hatte sich vor zwei Jahren die linke Schulter gebrochen, war operiert worden, und vor zwei Monaten war das Metall entfernt worden. Doch bewegen konnte er den Arm immer noch nicht richtig. Fast fünfzig Prozent waren unbeweglich. Mittlerweile litt er durch die Fehlbelastungen auch unter Schmerzen in der anderen Schulter und in der Lendenwirbelsäule. Die seit Monaten angewandte Physiotherapie war nahezu wirkungslos geblieben.

Mir beschrieb mein Freund, ein sehr feinfühliger Mensch, dass sich sein linker Arm völlig anders anfühlte als sein rechter. In der Behandlung sah er den linken Arm grau und kraftlos, ohne jegliches Leuchten. Das Hauptproblem nahm ich nicht an seinem Arm wahr, sondern an seinem Hals: Auf energetischer Ebene fühlte er sich wie durchtrennt an. Ich fragte ihn, was bei dem Umfall, bei dem er sich die Schulter gebrochen hatte, hätte passieren können. Darauf erzählte er mir, dass er sich das Genick hätte brechen können. Energetisch war es gebrochen. Und daher war der ganze Körper nicht im Lot, sondern in sich verdreht und verschoben.

In seinem Fall habe ich als Therapeut für ihn geatmet. Denn auch stellvertretend ist der Heilatem von Therapeuten für Klienten anwendbar. Mit dem Heilatem, unterstützt von Heilenergien wie Blüten- und Kristallessenzen, ließ sich die

energetische Verletzung am Hals wegatmen und dann die linke Schulter und der linke Arm mit der Seelenenergie wiederbeleben. Nach zehn Minuten Behandlung hatte der linke Arm wieder ein Leuchten, das Grau war verschwunden, und der Körper war wieder im Lot ausgerichtet.
Mein Freund war kein Einzelfall. Oft fühlen sich nach Unfällen die Körperteile fremd an, gehören nicht mehr wirklich dazu. Speziell, wenn Beweglichkeit und Funktion eingeschränkt bleiben oder die Wunden nicht heilen wollen. Das, was nicht zu uns gehört, wird auch nicht von unserer Energie durchströmt, kann nicht heilen und wird somit nicht wieder in uns integriert. Der Körperteil bleibt in der Zeit des Unfalls stecken.

Heilatem »Körperteile wieder integrieren«

Tauche ein in die Energie des Hologramms *make me an instrument,* dem Symbol, das du auf den Umschlaginnenseiten findest. Stelle dir den unendlichen Heilraum, deinen Seelenraum und die Quelle vor.

1. Atemzug

Einatmung: Atme die negativen Energien und Verletzungen aus dem Körperteil ein.
Ausatmung: Atme das alles in die Quelle aus.

2. Atemzug

Einatmung: Atme aus der Quelle klare und reine Energien ein.

Ausatmung: Erfülle mit dem Ausatmen das Körperteil mit diesen reinen Energien.

3. Atemzug

Einatmung: Atme alle Blockaden, Störungen und Krankheiten des Körperteils ein.
Ausatmung: Atme das alles in die Quelle aus.

4. Atemzug

Einatmung: Atme aus der Quelle heilende Energien ein.
Ausatmung: Erfülle damit den Körperteil mit der Ausatmung, und integriere den Körperteil wieder in den eigenen Energiefluss.

Führe anschließend den Heilatem *»Die Seele heilen«* durch, um dich tief auf der Seelenebene zu heilen.

Chakren beleben

Unsere Chakren sind Energiezentren. Es gibt im Körper einige dieser Energiezentren. Sie sind energetisch für die Kraft und Bewegung der Energien zuständig, und funktionell steuern sie die den Bereichen zugehörigen Organe wie Dirigenten. Verschiedene Medizinsysteme haben ihnen unterschiedliche Namen gegeben: Der Hinduismus nannte sie Chakren, die westliche Medizin nennt sie vegetativer Nervenplexus. Und sie alle beschreiben dasselbe, nur jeweils aus ihrer Menschensicht.
Die Energie wird in ihnen bewegt und transformiert. Nor-

malerweise bewegt sich die Energie in Wirbeln in den Chakren und fließt gleichzeitig zwischen den Chakren hin und her. Die Chakren sind die Generatoren freier Energie in uns, etwas, wovon die Technik noch träumt. Doch wenn die Chakren oder einzelne von ihnen blockiert sind, können sie uns keine Energie zur Verfügung stellen.
Nimm dir etwas Zeit, und spüre die Energie und deren Bewegung in deinen Chakren. Die Chakren, die blockiert oder schwach sind, belebst du mit dem Heilatem.

Heilatem »Chakren beleben«

Tauche ein in die Energie des Hologramms *make me an instrument,* dem Symbol, das du auf den Umschlaginnenseiten findest. Stelle dir den unendlichen Heilraum, deinen Seelenraum und die Quelle vor.

1. Atemzug

Einatmung: Atme aus dem blockierten oder schwachen Chakra die negative Energie ein.
Ausatmung: Atme das alles in die Quelle aus.

2. Atemzug

Einatmung: Atme aus der Quelle reine Energie ein.
Ausatmung: Erfülle mit der Ausatmung das Chakra damit. Führe die Atmung so lange fort, bis das Chakra wieder gefüllt ist und die Energie sich in ihm bewegt.

Nervengeflechte beleben

Unsere Geflechte des vegetativen Nervensystems sind die Schaltzentralen für die Feinabstimmung unseres Körpers. Alle Organe sind auf die Informationen von dort angewiesen.
Wichtige Nervengeflechte sind:

- das Beckengeflecht tief im Becken
- das Nabelgeflecht unter dem Bauchnabel
- das Sonnengeflecht unter dem Magen
- der Vagusnerv vor der Wirbelsäule
- beide Halsgeflechte seitlich am unteren Halsende

Im Normalzustand sind die Nervengeflechte frei, leicht und sauber. Oft jedoch blockieren sie, sind schwer, tragen Lasten.

Eine Patientin kam mit Kinderwunsch zur Behandlung. Sie hatte seit Jahren Menstruationsstörungen. Ihnen war ein Sturz auf das Steißbein vorausgegangen. Im Steißbein befindet sich der Beckenplexus, der bei ihr völlig blockiert war. Mit dem Heilatem konnte sie dort die Blockaden lösen. Damit konnte der Beckenplexus seine Steuerfunktion wieder wahrnehmen. Am nächsten Tag bekam sie eine Zwischenblutung, und vier Wochen später war sie schwanger.

Heilatem »Nervengeflechte beleben«

Stelle dir vor, wie weißes Licht ungehindert durch die Geflechte fließen kann. An den Stellen im Körper, an denen das nicht möglich ist, arbeitest du mit dem Heilatem.
Tauche ein in die Energie des Hologramms *make me an instrument,* dem Symbol, das du auf den Umschlaginnenseiten findest. Stelle dir den unendlichen Heilraum, deinen Seelenraum und die Quelle vor.

1. Atemzug

Einatmung: Atme die blockierenden Energien im Nervengeflecht ein.
Ausatmung: Atme das alles in die Quelle aus.

2. Atemzug

Einatmung: Atme aus der Quelle weißes Licht ein.
Ausatmung: Erfülle das Nervengeflecht mit dem weißen Licht in der Ausatmung.

Wiederhole den Heilatem so lange, bis das Geflecht wieder frei ist.

Karmische Ladungen heilen

Dabei spielt es keine Rolle, ob du an Wiedergeburt glaubst oder nicht. Wie die Seele sich die Ladungen auflädt, ist nicht entscheidend, sondern nur, dass sie diese Ladungen in dieses Leben mitbringt und die Ladungen alles mitbestimmen.
Einem Freund von mir – ein guter Therapeut und auch ein Suchender – fehlte die Erdung. So rauchte er Marihuana, um sich zu erden, was aber dazu führte, dass er oft für eine längere Zeit nicht arbeitsfähig war. Als wir versuchten, ihn in seinem Seelenraum zu spüren, war dieser von Brusthöhe an nach unten wie abgeschnitten. Das war von drei Therapeuten übereinstimmend wahrgenommen worden, und es entsprach auch seiner Selbstwahrnehmung.
Die mangelnde Erdung nach unten kannte er schon sein ganzes Leben, es war seine karmische Ladung. Durch den Heilatem in Verbindung mit *innerwise*-Energien haben sich die Blockaden aufgelöst. Danach hat er den Boden unter den Füßen das erste Mal intensiv wahrgenommen und war in der Lage, viele Ereignisse seines Lebens neu zu verstehen. Ein Atemzug, der sein Leben veränderte, so, wie schon bei der Geburt.
Nach nur vier Wochen hatte sich sein Leben komplett verändert. Als ich ihn wiedersah, konnte ich es fast nicht glauben, aber sein Gesicht war runder, er sah ganz anders aus, war geerdet und sein Leben war wieder im Fluss.

Heilatem »Karmische Ladungen heilen«

Tauche ein in die Energie des Hologramms *make me an instrument,* dem Symbol, das du auf den Umschlaginnenseiten findest. Stelle dir den unendlichen Heilraum, deinen Seelenraum und die Quelle vor.

1. Atemzug

Einatmung: Wenn du die Heilsinfoniekarten hast, atme deren Energien mit allen Themen, die mit der karmischen Ladung verbunden sind, ein. Wenn du die Karten nicht hast, atme nur alle damit verbundenen Themen (auch wenn sie dir nicht bewusst sind) ein.
Ausatmung: Das atmest du alles in die Quelle aus.

2. Atemzug

Einatmung: Du atmest aus der Quelle die heilenden Energien ein.
Ausatmung: Mit der Ausatmung lässt du die Energien deinen Seelenraum erfüllen und lässt dich damit auf der tiefsten Ebene heilen.

Energiefeldreinigung

Eine Frau kam zu mir, weil sie sich unwohl fühlte, aber nicht genau beschreiben konnte, warum das so war. Bei der Wahrnehmung ihres Energiefeldes erspürte sie dunkle Aspekte. Durch die Anwendung des Heilatems hellte sich das Feld deutlich auf, und sie fühlte sich spontan befreit.

Unser eigenes Energiefeld klar und stabil zu halten ist kein leichtes Unterfangen. Es ist mit einer täglichen spirituellen Praxis verbunden und erfordert eine ständige Bewusstheit. Wer erst einmal erfahren hat, wie sich ein klares und stabiles Energiefeld anfühlt und wie leicht und schön das Leben damit ist, kann süchtig werden danach. Doch schaffen es nur wenige Menschen, dies als Dauerzustand in ihrem normalen Lebensumfeld zu leben, weil der Aufwand dafür recht hoch ist.

Unser Leben kann leicht und glücklich sein. Gaia, meine Tochter, ist hellsichtig. Das ist an sich nichts Besonderes, alle Kind haben diese Fähigkeit, manche davon verlieren sie bereits in der Schwangerschaft, viele in den ersten Lebensjahren und die restlichen normalerweise mit Eintritt in die Schule. Gaia sieht die Farben der Aura. Sie schließt ihre Augen und kann dann mit ihrem inneren Auge die Farbe ihres eigenen Leuchtens sehen und das von all den anderen Menschen beschreiben, die sie kennt. Dadurch, dass ich sie immer darauf aufmerksam gemacht habe, ihre eigene Farbe in verschiedensten Gemüts- und energetischen Situationen zu beobachten und zu beschreiben, hat sie ein gutes Gefühl dafür entwickelt, in welcher Farbe ihrer Aura sie sich gut fühlt, glücklich ist, unfallfrei und gesund ist. Sie sieht sich auch bei ihren Freundinnen erst die Aurafarbe (Energiefeld) aus der Ferne an und entscheidet daran, wen sie treffen oder besuchen möchte. Gaia hat durch schmerzhafte Erfahrungen gelernt, dass Freundinnen, die eine dunkelbraune oder schwarze Farbe haben, ihr nicht guttun. Nach einem Besuch bei ihnen, fühlt sie sich energetisch leer, hat kleine Unfälle, ist unglücklich, steht neben sich. Kinder tragen oft negative energetische Ladungen, die sie für ihr Umfeld mittragen.

Meine älteren Kinder haben gelernt, dass sie sich, wenn sie mit negativer Energie aufgeladen sind, erst davon reinigen, bevor sie nach Hause kommen. Wir wollen nämlich nicht gegenseitig die emotional-energetischen Mülleimer sein. Darum meditieren meine Kinder, gehen spazieren, umarmen Bäume, nutzen den Heilatem oder behandeln sich mit Hilfe des Armlängentests (ab Seite 177) und meines Buches *innerwise-Heilapotheke* selbst.

Für mich bedeutet, andere Menschen nicht zu benutzen, Eigenverantwortung zu leben. So, wie ich das Gespräch mit Menschen sofort beende, die jammern, Opfer spielen und die Eigenverantwortung für ihr eigenes Leben ablehnen. Das schließt auch meine Familie ein. Dafür ist mir meine Energie und Zeit einfach zu schade. Ich benehme mich verantwortungsbewusst und erwarte das auch von anderen.

Heilatem »Energiefeldreinigung«

Tauche ein in die Energie des Hologramms *make me an instrument,* dem Symbol, das du auf den Umschlaginnenseiten findest. Stelle dir den unendlichen Heilraum, deinen Seelenraum und die Quelle vor.

1. Atemzug

Einatmung: Konzentriere dich auf dein eigenes Energiefeld, und atme alle Irritationen ein.

Ausatmung: Atme das alles in die Quelle aus.

2. Atemzug

Einatmung: Atme aus der Quelle reine Energie ein.
Ausatmung: Fülle dein Energiefeld, deinen Seelenraum mit dieser reinen Energie in der Ausatmung.
Wiederhole diesen Heilatem so oft, bis dein Energiefeld wieder klar ist, die feine Vibration der reinen Energie dich überall erfüllt und du dich wohl fühlst.

Risse im Seelenraum heilen

Risse im Seelenraum entstehen durch eine energetische, emotionale oder körperliche Verletzung. So sind bei Frauen die meisten Risse im Unterleib und im Herzen. Aber auch jedes andere Körperteil kann betroffen sein. Nach einem Schlag auf den Kopf können die Risse zum Beispiel auch dort sein. Das Problem an den Rissen ist, dass durch sie etwas verloren gehen kann. Noch problematischer ist es, dass etwas durch sie eindringen kann. Das führt zu Störungen und Beschwerden, die nicht heilen wollen. So, wie es dir auch nicht gelingen wird, mit einem Wischlappen den Riss in der Eisdecke eines zugeforenen Sees zum Ende des Winters trocken zu bekommen, weil es aus dem See immer wieder nachfließt.
Die Risse sind Öffnungen zu anderen Realitäten, sie sind wie Tore, durch die Energien eindringen und Anteile und Energien von uns verloren gehen können. Es sind Stellen, an denen das eigene Energiefeld nicht stabil ist.

Eine Patientin hatte einen großen, energetisch fühlbaren Riss über der Gebärmutter. Sie war als Teenager sexuell missbraucht worden, und durch den Riss bestand immer

noch eine Verbindung zu dem Täter. Die Verletzung hatte nicht heilen können. Seitdem war ihre Lust auf Sex nicht sehr groß, und während der Menstruation hatte sie oft Schmerzen. Das Beckengeflecht des vegetativen Nervensystems war völlig blockiert. Diese Geflechte sind Schaltzentralen, die die Funktionen unseres Körpers steuern. Sind sie blockiert, können sie die ganze Feinabstimmung unserer Körperfunktionen nicht mehr durchführen.
Bei der Patientin war zum einen der Täter noch in ihr präsent, zum anderen hatte sie permanent Energie an ihn verloren – ein nicht endender Alptraum.
Mit dem Heilatem atmete sie zuerst die verlorenen Seelenanteile zurück. Dann arbeiteten wir an der Verbindung zu dem Täter, denn diese war auch als ein sie umgebendes Feld noch vorhanden. Sie und der Täter waren durch ein Energiefeld geradezu aneinandergefesselt. Sie stellte sich ihren eigenen Seelenraum und den Täter vor und konnte das noch verbindende Feld wahrnehmen.
Mit der ersten Einatmung ließ sie das verbindende Energiefeld des Traumas ein- und mit der Ausatmung in die Quelle ausströmen. Mit der nächsten Einatmung zog sie dann aus der Quelle reine Energie in ihren eigenen Kanal ein, und mit der Ausatmung füllte sie ihren Seelenraum mit dieser Energie. Diese Atemtechnik wiederholte sie dreimal, bis sie den Täter nicht mehr vor ihrem inneren Auge sehen konnte und das die beiden verbindende Feld aufgelöst war.
Im nächsten Schritt haben wir den Riss im Energiefeld verschlossen. Dazu atmete sie aus der Quelle mit der ersten Einatmung reine und für sie hilfreiche Energie durch ihren eigenen Kanal in den Riss ein. Dann benutzte sie diese Energie, um den Riss mit der Ausatmung zu schließen. Nachdem sie die Übung fünfmal wiederholt hatte, war der

Riss weg. Damit öffnete sich auch das vegetative Beckengeflecht, und die körpereigene Regulation setzte wieder ein. Am nächsten Tag bekam sie eine Zwischenblutung, und seitdem verläuft ihre Menstruation schmerzfrei. Von da an konnte sie ihre Lust wieder genießen und fühlte sich von dem jahrelangen Alptraum befreit. Doch das größte Geschenk für sie war, ihre Seele wieder als geheilt wahrnehmen zu können.

Für die Heilung benötigten wir zwei Schritte: Der erste Schritt bestand darin, die durch den Riss verlorengegangenen Seelenanteile zurückzuholen und die Seele zu heilen. Der zweite Schritt war, den Riss zu verschließen.
Dieser Heilatem ist die herausforderndste Atemtechnik. Er setzt voraus, dass du ein Gefühl, eine Vorstellung, einen Zugang zu dem gesamten Raum hast, zu dem multidimensionalen Raum, in dem dein Leben stattfinden kann.
Konzentriere dich auf den gesamten Raum und auf alle für dich vorstellbaren Dimensionen, in denen sich Anteile deiner Seele aufhalten können. Speziell die Anteile, die sich nach Verletzungen aller Art besonders gut versteckt haben.

Heilatem »Risse im Seelenraum heilen«

Tauche ein in die Energie des Hologramms *make me an instrument,* dem Symbol, das du auf den Umschlaginnenseiten findest. Stelle dir den unendlichen Heilraum, deinen Seelenraum und die Quelle vor.

1. Atemzug

Einatmung: Atme aus der Quelle reine Energie ein.
Ausatmung: Atme sie über dein Herzchakra in den gesamten Raum und alle Dimensionen aus.

Wiederhole dies so lange, bis der gesamte Raum mit Energie erfüllt ist und du in dir Licht und Freude durch die Verbindung mit allem empfindest.

2. Atemzug

Einatmung: Atme alle verlorengegangenen Seelenanteile aus dem unendlichen Raum zurück zu deinem Seelenraum.
Ausatmung: Atme die Seelenanteile in die Quelle aus.

3. Atemzug

Einatmung: Atme die geheilten Seelenanteile aus der Quelle ein.
Ausatmung: Integriere sie mit der Ausatmung wieder in dein Sein.

4. Atemzug

Einatmung: Atme alle Negativität und Manipulation ein, die sich hinter dem Riss verbergen.
Ausatmung: Atme alles in die Quelle aus.

5. Atemzug

Einatmung: Atme aus der Quelle reine Energie ein.
Ausatmung: Verschließe mit der Energie den Riss in deinem Seelenraum.

Wiederhole die Heilatmung so lange, bis der Riss vollständig verschwunden ist.

Liebe und Partnerschaft

Liebe ist wie ein göttliches und vollkommenes Wesen, das Menschen umgibt. Es ist eine Gnade und benötigt Achtsamkeit, um nicht verletzt und schwach zu werden.

Liebesfeld heilen

Die Liebe zum Partner oder auch zu unseren Kindern ist nicht immer gleich stark und rein. Manchmal wird unser Vertrauen in den Partner erschüttert, das Liebesfeld schwach oder vergiftet. Dieses Liebesfeld ist das Feld, der Raum, der den Jetztraum zweier Menschen umgibt. Wenn du die Augen schließt und dir deinen Seelenraum und den deines Partners vorstellst, dann kannst du das Liebesfeld als das euch beide umgebende Feld sehen. Es kann ein Leuchten sein, ein Lichtkranz oder eine Lichtwolke. Wenn du nun an die Zeit denkst, als eure Liebe am stärksten und reinsten war, und das mit dem jetzigen Zustand vergleichst, wird dir der Unterschied schnell klarwerden: Farbveränderungen, Löcher in dem Feld, dünne Stellen …
Es gibt viele Möglichkeiten, wie sich eine kranke, schwä-

chelnde oder langsam sterbende Liebe zeigen kann. Auch wenn es üblich ist, dass die Verliebtheit nicht anhält, Gewöhnung einsetzt und Liebe sich langsam in eine Beziehung im Sinne von »aneinander ziehen mit gegenseitigen Abhängigkeiten« umwandelt, muss das nicht der natürliche Gang der Dinge sein. Die Liebe kann frisch bleiben, doch das bedarf der Fähigkeit, die feinen Veränderungen schnell zu erkennen und klären zu können.

Heilatem »Liebesfeld heilen«

Tauche ein in die Energie des Hologramms *make me an instrument,* dem Symbol, das du auf den Umschlaginnenseiten findest. Stelle dir den unendlichen Heilraum, deinen Seelenraum und die Quelle vor. Stelle dir deinen Liebespartner vor, und konzentriere dich auf das euch umgebende und bedürftige Liebesfeld.

1. Atemzug

Einatmung: Atme dieses Liebesfeld ein.
Ausatmung: Atme es vollständig in die Quelle aus.

2. Atemzug

Einatmung: Atme aus der Quelle ein neues, reines Liebesfeld ein.
Ausatmung: Erfülle den Raum um und zwischen euch mit dem Liebesfeld.

Führe die Übung so lange aus, bis die Kraft der vollkommenen Liebe euch wieder erfüllt. Besser und wirksamer ist der Heilatem für die Liebe, wenn beide Partner ihn gemeinsam durchführen.

Partner loslassen

Nicht immer lässt sich die Liebe wiederbeleben. Manchmal ist das, was zwei Seelen zusammen erleben wollten, getan, und sie können einander in Dankbarkeit loslassen. Optimalerweise wenden die Partner dazu gemeinsam den Heilatem an. Er ist ein Ritual, mit dem etwas Großes würdevoll beendet werden kann, und gibt beiden die Freiheit zurück. Wenn die gemeinsame Ausführung des Heilatems nicht möglich ist, kann ihn ein Partner auch allein machen.

Heilatem »Partner loslassen«

Tauche ein in die Energie des Hologramms *make me an instrument,* dem Symbol, das du auf den Umschlaginnenseiten findest. Stelle dir den unendlichen Heilraum, deinen Seelenraum und die Quelle vor. Stelle dir deinen Partner vor, und konzentriere dich auf das euch noch verbindende Liebesfeld.

1. Atemzug

Einatmung: Atme euer altes Liebesfeld vollständig ein.
Ausatmung: Atme es vollständig in die Quelle aus.

2. Atemzug

Einatmung: Atme aus der Quelle nur noch deine Energie ein. *Ausatmung:* Fülle mit der Ausatmung nur noch deinen Seelenraum damit.

Wende den Heilatem so lange an, bis du den Partner nicht mehr vor deinem inneren Auge sehen kannst und das euch umgebende Feld aufgelöst ist, so lange, bis ihr beide frei seid. So kann aus einer Liebe auch Freundschaft werden.

Alte Beziehungen loslassen

Eine Frau mit zwei Kindern, kürzlich geschieden, empfand die Kinder nach dem Besuch beim Vater als fremd, unter Spannung und negativ. Nachdem die Frau den Heilatem zum Loslassen des ehemaligen Partners angewendet hatte, war auch der Sohn wie befreit, lachte wieder und war völlig unbeschwert, wenn er vom Vater zurückkam. Auch mit der Tochter lief es besser, sie war nicht mehr so ablehnend. Ex-Partner wirklich loszuwerden, die Trennung auch energetisch zu vollziehen ist ein Kunststück, das wenigen gelingt.

Eine Heilatem-Technik, die dabei viel hilft, ist folgende:

Heilatem »Alte Beziehungen loslassen«

Tauche ein in die Energie des Hologramms *make me an instrument,* dem Symbol, das du auf den Umschlaginnenseiten findest. Stelle dir den unendlichen Heilraum, deinen Seelenraum und die Quelle vor. Stelle dir einen Ex-Partner aus deinem Leben vor. Konzentriere dich auf das euch immer noch verbindende Feld.

1. Atemzug

Einatmung: Atme dieses alte Feld vollständig ein.
Ausatmung: Atme es in die Quelle aus.

2. Atemzug

Einatmung: Atme aus der Quelle nur noch deine Energie ein.
Ausatmung: Fülle mit der Ausatmung nur noch deinen Seelenraum damit.

Führe den Heilatem so lange aus, bis du den ehemaligen Partner nicht mehr vor dir in einem verbindenden Feld visualisieren kannst. Dann bedanke dich für alle gemeinsamen Erfahrungen, und verabschiede dich.
Mittlerweile haben es viele Freunde und Patienten durch diesen Atem geschafft, sich von ihrer Vergangenheit zu befreien.

Kinder, Eltern und Großeltern

Dieses Thema ist sehr komplex und doch auch einfach aufzulösen. Wenn du glaubst, dass deine Eltern eine eigene Liebe zu dir entwickelt haben und leben, so ist das oft eine Illusion. In den Kindern lebt ein Abbild der Liebe zwischen den Eltern fort. Diese bleibt auch bestehen, wenn die Liebe zwischen den Eltern erkaltet oder abstirbt. Dann sind die

Kinder die Erinnerung an die schöne Zeit miteinander. Nach Trennungen werden die gemeinsamen Kinder oft gegen den Ex-Partner benutzt oder stellvertretend für diesen abgelehnt.
Das Feld, das deinen Seelenraum und den der Seelen deiner Eltern umgibt, auch wenn sie bereits tot sein sollten, ist oft nicht ein eigenes Liebesfeld zwischen deiner Mutter und dir und deinem Vater und dir, sondern das alte, ursprüngliche Liebesfeld deiner Eltern, das durch dich weiterlebt.
Du hast einen Anspruch auf eine eigene individuelle Liebe zu jedem Elternteil und nicht nur auf die abgenutzte Liebe deiner Eltern. Doch vielen Menschen auf dieser Erde wird genau diese Liebe verwehrt. »Unsere Liebe lebt durch dich fort« birgt eine der größtmöglichen Missachtungen von Menschen.
Als ich diese Atemtechniken entwickelt habe, habe ich zu all meinen sechs bereits geborenen Kindern eine eigene Liebe aufgebaut. Ich befreite meine Verbindung zu ihnen von dem jeweiligen Abbild der Lieben zu ihren Müttern. Je nach Alter haben wir nun jeweils ein Liebesfeld auf Augenhöhe oder eines in der Verantwortungsposition eines Vaters zu seinem heranwachsenden Kind. Seitdem hat sich vieles verändert. Die sechs Kinder stehen in einem inneren Bild, das ich und auch sie selbst haben, nun sternförmig um mich herum, und alle sind untereinander verbunden, harmonisch und stabil. Und wenn wieder ein Kind so alt und reif ist, dass ich es nun auf Augenhöhe lieben kann und damit in die komplette Eigenverantwortung entlasse, so ist diese nur drei Atemzüge vom Jetzt entfernt.
Alle Kinder haben sich durch das eigene Liebesfeld zu mir verändert, sind gewachsen, gereift, haben große Entwicklungsschritte gemacht. Mittlerweile weiß ich, dass es das

größte Geschenk an ein Kind ist, eine eigene Liebe zu ihm zu leben. Denn genau das ist es, wonach sich alle Menschen sehnen: geliebt zu werden als das, was sie sind. Wer möchte schon als Ersatz für einen anderen Menschen geliebt werden, das Gefühl haben, dass die Liebe gar nicht einem selbst gilt, sondern einem anderen Menschen oder einer Zeit, die gar nicht mehr existiert.

Wir haben drei Möglichkeiten, den Heilatem anzuwenden:

1. Wir können eine Verbindung schaffen, die eine individuelle Liebe zueinander erlaubt. Wenn die Kinder noch klein sind, können wir als Erwachsene sie in ihrem Wachstum begleiten und die Verantwortung tragen, die Kinder noch nicht tragen können.
2. Wir können eine Liebe auf Augenhöhe erschaffen, mit der wir die Eigenverantwortung des anderen voll anerkennen.
3. Wir können die Verbindung einfach nur auflösen, und alle sind frei.

Kinder dürfen endlich zu Kindern werden

Ein Vater empfindet die Beziehung zu seiner Tochter als belastend, kann sich schwer in sie hineinfühlen und spürt eher die negativen Seiten in ihr, anstatt ihre hellen Seiten wahrzunehmen. Nach dem Heilatem erlebten sich beide deutlich entspannter in der Begegnung. Es fiel ihm gar nicht mehr schwer, sie einfach mal in den Arm zu nehmen und sie nicht nur vom Kopf her wahrzunehmen, sondern aus seinem Herzen.

Heilatem »Kinder dürfen endlich Kinder werden«

Tauche ein in die Energie des Hologramms *make me an instrument,* dem Symbol, das du auf den Umschlaginnenseiten findest. Stelle dir den unendlichen Heilraum, deinen Seelenraum und die Quelle vor. Stelle dir dein Kind vor, und nimm das euch verbindende Feld wahr.

1. Atemzug

Einatmung: Atme das bisher euch verbindende Feld vollständig ein.
Ausatmung: Atme es in die Quelle aus.

2. Atemzug

Einatmung: Atme aus der Quelle die reine Energie und Liebe ein, um dein Kind geschützt ins Erwachsenwerden zu begleiten.
Ausatmung: Erfülle den Liebesraum von dir und deinem Kind damit.

Führe den Atem so lange fort, bis vor deinem inneren Auge dein Kind dich anlacht. Optimalerweise machst du diesen Heilatem zusammen mit deinem Kind, und das so lange, bis ihr euch beide anlacht.

Eltern werden Freunde, Kinder werden erwachsen

»Du wirst immer mein Kind bleiben.« Oder auch nicht. Denn wir werden erwachsen, erlernen einen Beruf, werden erfolgreich, gründen eine Familie. Dann jedoch gehen wir unsere Eltern zum Kaffeetrinken besuchen, und in diesem Moment passiert etwas Unglaubliches: Wir gehen in eine Regression und werden wieder zum Kind. Ähnliches passiert, wenn wir einem dominanten Menschen begegnen und von einem Moment zum nächsten all unser Selbstbewusstsein, unsere Stärke und Klarheit verlieren – einfach durch die Reaktivierung alter Kindheitsmuster. Um nicht mehr Kind zu sein, die Regression zu überwinden, musste ich selbst 44 Jahre alt werden, andere Menschen schaffen das früher, wieder andere nie.

Wenn wir erwachsen sind, haben wir bei Eltern wie auch bei jedem anderen Menschen die Wahl, welche Art von Verbindung wir miteinander leben wollen: weiterhin die Eltern-Kind-Verbindung, dann werden wir jedoch nicht wirklich erwachsen, oder eine Verbindung auf Augenhöhe. Dann können Eltern wirklich Freunde werden, und eine gegenseitige Achtung und Anerkennung wird möglich. Bei diesem Heilatem atmest du das bisherige Eltern-Kind-Feld, das ja auch nur ein Spiegel des ursprünglichen Elternliebesfeldes ist, in die Quelle. Dann atmest du ein Liebesfeld auf Augenhöhe wieder in den Raum um dich und deine Eltern oder auch nur um dich und einen Elternteil – je nachdem, was du möchtest.

Die beste Lösung ist es, wenn Eltern und Kinder diesen Heilatem gemeinsam durchführen. Das ist doch ein tolles Geschenk zum 18. Geburtstag. Aber oft hat das Kind den

Wunsch, endlich als Erwachsener gesehen und behandelt zu werden, und führt den Heilatem allein durch. Manchmal sind die »Kinder« bereits selbst alt und die Eltern schon tot. Der Heilatem funktioniert auch dann.

Heilatem »Eltern werden Freunde, Kinder werden erwachsen«

Tauche ein in die Energie des Hologramms *make me an instrument,* dem Symbol, das du auf den Umschlaginnenseiten findest. Stelle dir den unendlichen Heilraum, deinen Seelenraum und die Quelle vor. Stelle dir einen Elternteil vor dir vor, und nimm das euch verbindende Feld wahr.

1. Atemzug

Einatmung: Atme das bisher euch verbindende Feld vollständig ein.
Ausatmung: Atme es in die Quelle aus.

2. Atemzug

Einatmung: Atme aus der Quelle die reine Energie eines Feldes ein, das Menschen auf Augenhöhe miteinander verbindet.
Ausatmung: Erfülle den Liebesraum von dir und deinem Elternteil damit.

Führe den Atem so lange aus, bis du dich auf Augenhöhe mit dem Elternteil siehst und ihr euch in gegenseitiger Achtung und mit Freude anschaut.

Eltern loslassen, erwachsen werden

Es kann auch sein, dass es Zeit ist, die Verbindung zu den Eltern oder einem Elternteil zu beenden. Lieber ein klares Ende als ein Leiden ohne Ende, speziell, wenn Ehrlichkeit nicht gelebt wird, einander Energie geraubt wird, Macht- und Erpressungsspiele gespielt werden und sich keine Lösungen dafür ergeben.

Heilatem »Eltern loslassen, erwachsen werden«

Tauche ein in die Energie des Hologramms *make me an instrument,* dem Symbol, das du am Anfang und Ende des Buches findest. Stelle dir den unendlichen Heilraum, deinen Seelenraum und die Quelle vor.
Stelle dir einen Elternteil vor dir vor, und nimm das euch verbindende Feld wahr.

1. Atemzug

Einatmung: Atme dieses Feld komplett ein.
Ausatmung: Atme es in die Quelle aus.

2. Atemzug

Einatmung: Atme aus der Quelle reine Energie nur noch in deinen Seelenraum ein.
Ausatmung: Erfülle dich damit, diese Energie ist nur für dich da.

Führe den Heilatem so lange aus, bis du deinen Elternteil nicht mehr vor dir in einem verbindenden Feld visualisieren kannst. Dann bedanke dich für alle gemeinsamen Erfahrungen, und verabschiede dich.

Kreativität und Lebensfreude

Es ist ein Begeistert-Sein, das Kreativität beschreibt. Von dem Geist erfüllt sein, ein Instrument dessen zu werden. Und dazu müssen wir den »Geist« in uns einladen und zulassen können. Mit dieser Erfüllung ist ganz von selbst viel Energie in uns.

Kreatives Feuer entfachen

Kreativität kommt zu uns, wenn wir in der Lage sind, uns als Instrument zu verstehen. Wenn ich schreibe, schreibt durch mich die Quelle selbst. Ein guter Musiker beherrscht sein Handwerk, dann kann sie durch ihn spielen. Man kann sie auch Inspiration nennen.

Eine Musikerin kam als Klientin zu mir. Seit zwei Jahren hatte sie kaum noch Auftritte. Sie saß oft zu Hause, wurde immer unglücklicher und begann, an ihrem musikalischen Talent zu zweifeln. Dabei war sie eine geniale Musikerin. Aber sie war nicht mehr jung genug, um in einem Orchester eine feste Anstellung zu bekommen.
Ich zeigte ihr den Heilatem: Sie atmete zuerst ihre Angst in die Quelle. Das war nicht so einfach, denn die Angst hatte ihren Seelenraum völlig eingehüllt. Sie machte die Ein- und Ausatmung der Angst siebenmal, dann war die Angst gewichen. Danach atmete sie mehrfach kreative Energie aus der

Quelle ein und füllte ihren Seelenraum damit auf, bis das kreative Feuer sie ganz erfüllte.
Am Abend rief sie mich an und erzählte mir, dass sie ihr Spiel wieder liebte, es hatte seine Magie zurück. Und dies spürten auch ihre Zuhörer. In den nächsten drei Monaten hatte sie in drei Ländern Auftritte.

Heilatem »Kreatives Feuer entfachen«

Tauche ein in die Energie des Hologramms *make me an instrument,* dem Symbol, das du auf den Umschlaginnenseiten findest. Stelle dir den unendlichen Heilraum, deinen Seelenraum und die Quelle vor.

1. Atemzug

Einatmung: Atme alle Angst vollständig ein.
Ausatmung: Atme sie in die Quelle aus.
Wiederhole diesen Atemschritt so oft, bis die Ängste verschwunden sind.

2. Atemzug

Einatmung: Atme aus der Quelle kreative Energie durch deinen Zentralkanal ein.
Ausatmung: Erfülle dich vollständig mit diesem kreativen Feuer.

Wiederhole den Heilatem, bis die Kreativität aus dir heraussprüht.

Lebensenergie und Kompromisse

Lebensenergie ist die Energie, die durch uns strömt und uns leben lässt. Ist sie niedrig, fühlen wir uns schlapp, kraftlos, depressiv. Ist sie hoch, geht es uns gut und wir fühlen uns wie frisch verliebt. Die meiste Lebensenergie verlieren wir durch Kompromisse, die wir leben, denn damit nutzen wir die Lebensenergie gegen uns selbst und nicht für uns. Somit ist die Beendigung der Kompromisse der einfachste und nachhaltigste Weg, Lebensenergie zu erleben.

Heilatem »Lebensenergie erhöhen«

Tauche ein in die Energie des Hologramms *make me an instrument,* dem Symbol, das du am Anfang und Ende des Buches findest. Stelle dir den unendlichen Heilraum, deinen Seelenraum und die Quelle vor.

1. Atemzug

Einatmung: Atme alle Kompromisse und Ängste vollständig ein.
Ausatmung: Atme sie in die Quelle aus.

2. Atemzug

Einatmung: Atme aus der Quelle Mut ein.
Ausatmung: Erfülle dich vollständig damit.

3. Atemzug

Einatmung: Atme alle Energien hinter deinen zerstörerischen Verhaltensmustern vollständig ein.
Ausatmung: Atme sie in die Quelle aus.

4. Atemzug

Einatmung: Atme aus der Quelle Lebensenergie ein.
Ausatmung: Erfülle dich vollständig damit.

Mit dem Armlängentest kannst du nun nachtesten, wie sich deine Lebensenergie durch den Heilatem bereits verändert hat.

Angst in Vertrauen wandeln

Angstfrei leben – das große Unbekannte. Kennst du einen Menschen, der angstfrei ist, wirklich ganz ohne Angst? Ich kenne nicht einen. Mit Angst meine ich auch die tiefen Urängste: nicht geliebt zu werden, nicht genug zu essen zu haben, zu sterben, Schmerzen zu erleiden … Ich selbst wurde mehr als die Hälfte meines Lebens von Angst bestimmt. Wie kann ich mich also nach etwas sehnen, was ich gar nicht kenne, was meine Bekannten nie erlebt haben, was kein Mensch auf diesem Kontinent je erlebt hat, etwas, das im Bewusstseinsfeld der Erde als menschliche Erfahrung noch nicht vorhanden ist: völlig angstfrei zu sein? Kein Mensch hat eine Vorstellung von diesem Zustand, außer ein über das Wasser laufender Jesus.
Frei von Angst zu sein heißt, frei von Manipulation, frei von Kontrolle zu sein, und heißt auch, ganz im Vertrauen zu

sein. Das wiederum bedeutet nicht, untätig auf die Erleuchtung zu warten, sondern aktiv zu leben. Dabei kann sich die Aktivität durch dich entfalten. Du erlaubst durch dein Vertrauen, dass das Göttliche dein Leben optimal gestalten kann.

Heilatem »Angst in Vertrauen wandeln«

Tauche ein in die Energie des Hologramms *make me an instrument,* dem Symbol, das du auf den Umschlaginnenseiten findest. Stelle dir den unendlichen Heilraum, deinen Seelenraum und die Quelle vor.

1. Atemzug

Einatmung: Atme aus der Quelle bedingungsloses Vertrauen ein.
Ausatmung: Erfülle dich damit.

2. Atemzug

Einatmung: Atme alle ererbten und selbst geschaffenen Ängste ein.
Ausatmung: Atme sie alle in die Quelle aus.

3. Atemzug

Einatmung: Atme reine Liebe aus der Quelle ein.
Ausatmung: Fülle deinen Raum damit.

4. Atemzug

Einatmung: Atme die Liebe innerlich ein.
Ausatmung: Wandele sie in Vertrauen in das Leben.

Heimatatem

In der Fremde eine neue Heimat zu finden fällt den meisten Menschen sehr schwer. Viele leben dort in der Isolation, finden sich zu nationalen Enklaven zusammen, kehren nach Monaten oder Jahren wieder in ihre alte Heimat zurück und geben ihren Traum von der neuen Welt frustriert auf. Und das alles nur, weil sie zu dem neuen Land keine Liebe aufbauen konnten, weil sie das alte Leben vermissten, sich nicht davon befreien konnten.
Die Ursache liegt in einer Mischung aus Gefangensein im alten Energiefeld, wie bei einem Ex-Partner, den man nicht vergessen kann und an dem jeder neue Partner gemessen wird und nie gut genug ist, und der Angst vor dem Unbekannten.

Heilatem »Heimatatem«

Tauche ein in die Energie des Hologramms *make me an instrument,* dem Symbol, das du auf den Umschlaginnenseiten findest. Stelle dir den unendlichen Heilraum, deinen Seelenraum und die Quelle vor.

1. Atemzug

Einatmung: Atme das Feld deiner alten Heimat ein.
Ausatmung: Atme es komplett in die Quelle aus.

2. Atemzug

Einatmung: Atme das Feld deiner neuen Heimat aus der Quelle durch die Nabelschnur ein.
Ausatmung: Atme das neue Feld in den Raum, der deinen Seelenraum umgibt.

3. Atemzug

Einatmung: Atme all die Klänge, Rhythmen und das Leuchten des neuen Heimatraumes in jede deiner Zellen ein.
Ausatmung: Beginne mit der Ausatmung, den neuen Klang, den neuen Rhythmus, das Leuchten selbst auszustrahlen.

Wiederhole den Heilatem, bis du deine neue Heimat annehmen kannst.

Mutter Erde

Wir sind ein Teil von Mutter Erde. Wir sind eine Knospe der Mutter Erde, eine sehr kurzlebige im Vergleich zur Lebenszeit von Kristallen, Eichenbäumen und Bergen. Viele spirituelle Menschen glauben, dass sie Erdung dadurch erreichen können, dass sie sich vorstellen, Wurzeln in die Erde wachsen zu lassen. Die Idee ist gar nicht schlecht, sie geht nur von einer sehr eigenartigen Grundvorstellung aus: Der Mensch ist ein Alien. Er ist nicht Teil der Mutter Erde, Teil von Gaia, sondern irgendwann einmal hier gelandet und muss sich verankern. Würde sich der Mensch stattdessen als Teil der großen Mutter verstehen, bräuchte er keine Wurzeln, sondern nur die Erinnerung, nie von ihr getrennt gewesen zu sein, auch wenn er das Gefühl hätte zu fliegen.

Mutter Erde, als Teil von dir bist du ganz in mir und lebst durch mich.

Viele spirituelle Richtungen versuchen, den Menschen von seiner Verbindung mit der Mutter abzulösen und einen Halt in von Gurus kontrollierten Systemen zu geben. Es werden damit Abhängigkeiten aufgebaut, künstliche Realitäten geschaffen, die Menschen von ihrer ursprünglichen Kraft und von ihrem Halt entrücken. Das Zugehören zu einer sektiererischen Gruppe – gleichgültig, ob die Mitglieder Kirchgänger, Ashrambesucher, Guruverehrer oder Coffeeshop-Besucher heißen – ersetzt die geerdete, natürliche Spiritualität. Werde wieder ein Teil von der großen Mutter Erde. Sieh die Erde selbst wieder als lebendig an, und achte sie wie jedes andere liebende Wesen. Du kommst aus ihr, lebst von ihr und wirst wieder zu ihr.

Heilatem »Wiederverbindung mit Mutter Erde«

Tauche ein in die Energie des Hologramms *make me an instrument,* dem Symbol, das du auf den Umschlaginnenseiten findest. Stelle dir den unendlichen Heilraum, deinen Seelenraum, die Quelle und die Erde vor.

1. Atemzug »Als Teil von dir …«

Einatmung: Atme die liebevollen Energien von Mutter Erde ein.
Ausatmung: Erfülle dich vollständig mit der Ausatmung damit, und werde so wieder zu einem Teil von Mutter Erde.

2. Atemzug »… bist du ganz in mir …«

Einatmung: Atme die liebevollen Energien von Mutter Erde ein.
Ausatmung: Atme dein Sein, deine ganze Seele, in Mutter Erde aus und verschmelze mit ihr.

3. Atemzug »… und lebst durch mich.«

Einatmung: Mit der Einatmung der liebevollen Energien von Mutter Erde spürst du ihren Atem dich erfüllen.
Ausatmung: Fülle dein Leben und den dich umgebenden Raum mit dem Stolz, ein Kind dieser wunderbaren Mutter zu sein.

Mein Wunsch an dich

Ich habe nur einen einzigen Wunsch an dich, wenn du den Heilatem anwendest: Sieh in jedem Menschen seine vollkommene Seele, auch wenn sie gerade nicht anwesend ist. Erinnere jeden Menschen dadurch an seine eigene Vollkommenheit. Das ist das größte Geschenk, das du jemandem machen kannst. Liebe ist die Fähigkeit, die vollkommene Seele in allem zu sehen.

Der Heilatem – die geführte Meditation als Inspiration

Du hörst meine Stimme, doch nicht ich spreche, sondern es spricht durch mich. Ich sitze hier mit geschlossenen Augen, so, wie ich es auch dir empfehlen würde, und höre dem zu, was durch mich für dich sein soll. Die Schöpfung spricht durch uns, wir sind ihre Instrumente. Und wenn wir unsere Instrumente stimmen, einstimmen auf das, was sein soll in unserem Leben, ist es die Schöpfung, die uns trägt, die uns führt und die uns zu diesen Erfahrungen bringt, die sein sollen für uns, die es uns möglich machen, zu wachsen und zu werden.

Und wir selber haben die Wahl, wie wir unser Leben leben möchten. Als Fülle, als Schönheit, als Reichtum oder als Opfer, als Mangel, als Leiden. Ich habe als Arzt begonnen, ganz normale Medizin zu machen, und habe dann gesucht, gesucht in vielen Ländern, in vielen Zeiten, in vielen Kulturen, und das, was ich gesucht habe und auch teilweise gefunden, ist die Essenz dessen, was Heilung ermöglicht. Heilung ist etwas, das immer nur du selber tun kannst, indem du etwas in deinem Leben veränderst. Das, was ich tun kann für dich, ist, dir zu helfen, dass du verändern kannst.

Das Wesentliche ist, dass wir unser Leben leben können, ist, dass unsere Seele präsent ist, dass sie da ist. Es ist die Musik, nach der wir tanzen, die uns erfüllt. Oft kommt es im Leben durch Verletzungen, durch Schmerzen, durch Enttäuschungen auch zu Verletzungen der Seele. Anteile der Seele gehen verloren, sie verschwinden. Sie verschwinden, weil sie es nicht mehr aushalten, vielleicht aber auch, weil sie, indem sie gehen, etwas mit sich nehmen, mit dem wir nicht leben könnten. Und sie verschwinden durch Fluchttunnel und verschwinden in einen unendlich weiten Raum. Und so lässt das Leuchten der Augen mit der Zeit nach, das Leuchten, das die Präsenz der Seele zeigt. Aber es kann auch sein, dass unsere Seele direkt verletzt wird, wie die Atmosphäre der Erde, wenn sie einen Riss bekommen würde.

Wir können versuchen, uns zu heilen im Körperlichen. Wir können versuchen, uns zu heilen im Emotionalen. Oder in unserem Energiefeld. Aber wirkliche Heilung kann erst im Seelischen geschehen, denn das Energiefeld, das Emotionale, das Körperliche sind Ausdruck dieses Klanges deiner Seele. Der Raum, der nötig ist, um die Seele zu berühren, ist unendlich weit. Es ist Zeit, dich zu verabschieden von den Begrenzungen, von Auraschichten, Energiefeldern. Denn auch sie sind nur Abbilder eines noch viel größeren Raums, und wir sind nicht getrennt von allem, wir sind eins mit allem. Wenn wir wirklich etwas verändern und heilen wollen, so können wir das immer nur an der Wurzel, am Ursprung des Themas tun, niemals an den Manifestationen, an den Symptomen. Wenn wir an der Oberfläche arbeiten und die Ladungen, die die Ereignisse an der Oberfläche hervorrufen, noch bestehen bleiben im Hintergrund, werden die Symptome und die Schmerzen und die Themen wiederkommen. Deswegen: Verlasse die Grenzen, die engen Grenzen deiner Vorstellungen, und nimm diesen unendlich weiten Raum wahr, in dem du bist, der auch dein Leben ausmacht. Und in diesem unendlich weiten Raum gibt es den Raum der Seele, so wie es für den kleinen Prinzen den Heimatplaneten gibt.
Wir sind verbunden mit der Quelle über die Atmung, wir waren schon immer in unserem Leben mit der Quelle über

die Atmung verbunden, auch als wir noch im Mutterleib waren. Über unsere Nabelschnur haben wir geatmet. Nicht die Luft, aber die Liebe und die Energie und das, was uns wirklich nährt. So stelle dir deine Nabelschnur vor, wie sie immer noch existiert und dich mit dem Göttlichen verbindet und dich immer noch nährt, und lass es durch diese Nabelschnur pulsieren, atme durch diese Nabelschnur.

Ich führe dich jetzt durch verschiedene Heilatem-Techniken. Sie alle sind nur Inspirationen, die du ergänzen und variieren kannst. Wenn du atmest, meine ich auch das Atmen von Luft. Aber es kann auch nur eine Visualisierung von Atem sein, ein Meditieren, ein Atmen der Liebe durch die Nabelschnur. Es ist das Atmen, das Pulsieren, das Leben ausmacht, und viel mehr als nur durch den Mund ein- und auszuatmen.
Wenn wir mit der Quelle atmen, Liebe atmen, so ist es ein Nähren aus dem Vollkommenen. Und dieses Vollkommene ist in der Lage, uns zu heilen, Verlorenes wieder aufzufüllen. Und wir können Themen in dieses Eine ausatmen, die wir loslassen möchten. Wir können nur abgeben und der Quelle vertrauen. Das, was wir als Gott bezeichnen oder als Quelle oder das Absolute, ist reine Liebe. Es ist nicht Wertung, es ist nicht das Jüngste Gericht, es ist nicht die Hölle. All das existiert im Einen nicht. Das Eine hat keine Dualität, es ist. Und deswegen können wir dem Einen das übergeben, was wir loslassen möchten, und können aus dem Einen das schöpfen, was uns nährt und sein lässt.

Die Stimme heilen

Wir beginnen mit dem Klang unserer Stimme. Wenn du Buchstaben in dir erklingen lässt, ob laut gesprochen oder nur innerlich, wirst du merken, ob diese Buchstaben in deinem ganzen Körper klingen und aus deinem ganzen Körper klingen. Denn nur dann haben sie Kraft, nur dann spricht die Seele durch deine Worte und nur dann sind andere Menschen in der Lage, dich wirklich zu hören. Wenn du all die Buchstaben einzeln laut oder leise in dir sprichst und spürst, wo jeder dieser Buchstaben entsteht, so wirst du merken, dass nicht alle die Kraft deiner Seele erhalten, sondern einzelne entstehen nur in einzelnen Teilen deines Körpers, sind kraftlos, sind schwach. Atme diesen blockierten Buchstaben ein und damit auch all die Themen, die dazu geführt haben, dass er blockiert wurde. Das mag lang zurückliegen in deinem Leben. Worte, die dich verletzt haben, die mit diesem Buchstaben begonnen haben, sind immer noch präsent. So atme diesen Buchstaben mit all dem ein, was damit verbunden ist, dass er nicht seine Kraft hat, und atme es in die Quelle aus. Die Quelle heilt es und klärt es und mit der nächsten Einatmung atmest du durch die Nabelschnur diesen Buchstaben in seiner ganzen Kraft und Schönheit und Würde wieder ein, und mit der Ausatmung erfüllst du deinen Körper mit diesem Buchstaben. Wenn du das Gefühl hast, wiederhole es nochmal. Atme den Buchstaben nochmal ein, mit allem, was ihn irritiert hatte. Atme es aus in die Quelle und atme aus der Quelle den Buchstaben in seiner ganzen Schönheit wieder durch die Nabelschnur ein und in deinen Körper aus. Und dann lass ihn klingen in dir, sprich ihn wieder aus, laut oder leise und spüre, ob er jetzt mehr Kraft hat. Ob er aus

deinem ganzen Sein und Körper kommt und deine Seele durch diesen Buchstaben sprechen kann.
Wenn mehr Buchstaben blockiert sind, schwach sind, so heile sie, einen nach dem anderen. Und wenn du die Buchstaben und damit die Worte in ihre Kraft zurückgebracht hast, in ihre Schönheit, in ihren Klang, so spüre auch die Zahlen. Die Zahlen von 0 bis 9, die Grundzahlen, ob auch sie aus deinem ganzen Körper entstehen und nur von deinem Mund ausgesprochen werden. Und sollte bei den Zahlen auch eine Schwäche vorliegen, eine Kraftlosigkeit, eine Rauhigkeit, so atme die Zahl ein, mit all ihren Themen, die sie blockiert haben, atme sie aus in die Quelle, dass sie dort geheilt werden kann, und atme durch deine Nabelschnur die vollkommene Zahl wieder ein und in dein Sein aus. Du wirst erleben, dass die Menschen dich jetzt hören können, dass das Leben dich hören kann, das, was du wirklich willst. Sie werden anders auf dich reagieren, sie werden hinhören, denn jetzt bist du zu hören.

Die Seele heilen

Die Seele heilen heißt ihre Vollkommenheit wiederherstellen, ihren Einklang. Dazu atmest du aus der Quelle durch deine Nabelschnur reine Energie und Liebe ein und atmest sie aus, dass sich die Fluchttunnel, die Wege, durch die Teile der Seele sich abgespalten haben und verschwunden sind, dass diese Fluchttunnel sich öffnen und von der Ausatmung erfüllt werden. Und diese Energie, diese kleinen Anteile der Seele, die irgendwo im Sein, im Universum sich befinden, berührt werden kann. Und mit der Einatmung atmest du sie zurück bis an die Türen der Fluchttunnel und atmest sie erst einmal aus in die Quelle, dass sie geheilt werden können, dass sie rein werden können, dass die Erinnerung an die Abgespaltenheit integriert und damit in Liebe aufgelöst werden kann. Mit der Einatmung ziehst du dann dieses Teil von dir durch deine Nabelschnur rein, und mit der Ausatmung integrierst du es wieder in dich. Du wirst sehen, dass mit jedem neuen Zyklus dieses Atems der Heilung der Seele weitere Fluchttunnel aufgehen, und du führst den Heilatem zur Heilung der Seele so lange fort, bis du keine Tür mehr siehst von einem Fluchttunnel, bis das, was dir jetzt erlaubt war, zu tun geklärt ist. So atme jetzt ein aus der Quelle durch deine Nabelschnur und atme es aus, dass es die Tunnel, die sich von selbst öffnen, erfüllt und bis an ihr Ende gelangt und dort die Anteile der Seele berührt. Mit der Einatmung holst du die Anteile der Seele zurück, und mit der Ausatmung atmest du sie aus in die Quelle, dass sie dort geheilt werden können. Und mit der Einatmung atmest du sie dann wieder in dich ein durch deine Nabelschnur, und mit der Ausatmung integrierst du sie in dein Sein.

Atme wieder ein aus der Quelle durch die Nabelschnur, atme in die Fluchttunnel aus, atme aus den Fluchttunneln wieder ein, und atme die abgespaltenen Anteile nun in die Quelle wieder aus. Und diesen geheilten Seelenanteil atme dann wieder ein durch deine Nabelschnur und integriere ihn in dich. Nun atme wieder aus der Quelle ein durch die Nabelschnur, atme aus in die Fluchttunnel, die sich noch zeigen, berühre die Seelenanteile mit dem Atem, atme sie ein und atme sie in die Quelle aus. Und nun atme sie aus der Quelle durch die Nabelschnur wieder ein und integriere sie. Und jetzt führe für dich selbst diesen Atem so lange weiter fort, bis all die Türen, die zu sehen waren, durch die Teile verschwunden waren, verschwunden sind.

Organheilung

Vor nicht allzu langer Zeit ist mein achtes Kind geboren worden, und als ich meinen Sohn das erste Mal auf meinen Händen hielt in seiner Vollkommenheit, in seiner Reinheit, in seinem wunderbaren Duft, hat er mich wieder erinnert an das, was wir Menschen im Ursprung waren und sind. Wie schön ein Körper sein kann und welche Anmut von dieser Vollkommenheit ausgeht. Wir alle haben im Laufe des Lebens viele Erfahrungen gemacht, auch schmerzhafte. Vieles ist nicht geklärt worden und wird aber in uns abgelagert, denn alles Ungeklärte bleibt bestehen und führt über die Zeit zu einer schleichenden inneren Vergiftung.
Viele von uns haben die Fähigkeit verloren, die Missklänge in uns zu hören, die Unterbrechungen von Energiefluss wahrzunehmen oder auch zu spüren, wenn ein ganzer Bereich in uns einen ganz anderen Klang annimmt, der nicht zu uns gehört. So brauchen wir oft Zeichen, Zeichen, die deutlicher sind, und Zeichen, die uns sagen: »Jetzt hast du etwas zu tun! Kläre jetzt!« Zu klären sind nicht die Zeichen, nicht die Symptome. Die haben nur den Mut, um zu sagen: »Hier, schau hin. Dort ist etwas Altes.« Etwas, was aufgelöst werden muss, damit du weitergehen kannst. Und zum Auflösen des Alten gehören zwei Anteile. Der eine ist, das aus uns zu entfernen und zu klären, was nicht zu uns gehört, was wir übernommen haben, und auf der anderen Seite das, was von uns verloren gegangen ist, wieder zurückzuholen.

Atme nun all das, was an alten Ladungen in dir ist, ein und atme es aus in die Quelle und atme aus der Quelle reine Liebe ein und fülle diesen Platz, der vorher eingenommen wurde, von den Ladungen mit der Reinheit und Schönheit.

Wenn du dies getan hast, kann der Körper auch im Organischen wieder heil werden. Konzentriere dich auf ein inneres Organ, einen Bereich in dir, wo du eine Unruhe, wo du Schmerzen oder eine Störung wahrnimmst, und lasse dich ein auf den Raum dahinter, auf die Energien und Ladungen dahinter und nimm die wahr. Die, die dafür verantwortlich sind, die die Grundlage dafür sind, dass du diesen Bereich überhaupt spürst. Und atme diese Ladungen und Energien ein mit all ihren ungeklärten Themen der Vergangenheit, die du noch trägst. Und atme es in die Quelle aus. Und atme aus der Quelle reine Energien und Liebe ein und atme in die Bereiche in dir aus, die nun frei geworden sind und empfänglich sind und empfänglich sind wieder dafür. Und atme wieder die Ladungen, das Ungeklärte, atme sie wieder ein und aus in die Quelle. Und aus der Quelle durch die Nabelschnur atmest du wieder reine Energien ein und füllst diesen Bereich in dir, die nun wieder aufnehmen können.
Führe diese Atmung so lange durch, bis du deinen Körper ausreichend entgiftet hast, bis die Gifte der Gefühle, der Worte und der Energien aus dir verschwunden sind und in der Quelle transformiert werden.
Atme dann aus der Quelle reine, heilende Energien ein, durch die Nabelschnur und atme sie aus in die Organe in dir und Strukturen, die den Mut hatten, dich hinzuweisen darauf, dass etwas nicht stimmt. Schenke es ihnen und sage danke dafür, dass sie sich zur Verfügung gestellt haben. Atme aus der Quelle die reinen Energien ein und atme sie in die Organe aus und atme aus der Quelle wieder ein, durch die Nabelschnur und atme in die Organe aus. Aus der Quelle einatmen, in deine Organe ausatmen. Und führe diesen Atem so lange fort, bis dein Organ auch wieder die Vollkommenheit und Schönheit eines Neugeborenen hat.

Reines Liebesfeld

Wie oft haben wir uns verliebt. Es war wunderschön, es war vollkommen. Und dann mit der Zeit ist dieser Raum durch kleine Unehrlichkeiten, durch nicht Ausgesprochenes, durch Irritationen schwächer geworden. Er hat seine Vollkommenheit verloren, und die Liebe fing an, schwach zu werden, an Leuchten und Schönheit zu verlieren. Liebe ist im Grunde eine vollkommene Seele gleich einem vollkommenen Feld, das zwei Menschen umhüllt. Es ist die Gnade, die Einheit so nah, Gott so nah spüren zu können, die zwei Menschen erhalten und erlangen.

Stelle dir deinen Partner, deine Partnerin vor, den Seelenraum dieses Menschen vor dir und nimm dieses euch umgebende Liebesfeld, nimm es wahr und schau es dir an. Leuchtet es? Hat es Schwächen? Hat es Verletzungen? So atme diese Verletzungen und Schwächen ein und atme sie in die Quelle aus. Und atme aus der Quelle durch die Nabelschnur wieder reine Liebe ein und fülle euren Raum damit, euren Liebesraum. Und jetzt noch einmal. Nimm all die Irritationen in eurem Liebesraum wahr, atme sie ein und atme sie in die Quelle aus, gib sie ab, lasse sie los. Und atme aus der Quelle reine Liebe ein und fülle euren Liebesraum, eure Liebe damit, dass sie wieder leuchten kann.

Du kannst diese Übung auch mit deinem Partner zusammen machen. Dass ihr zusammen atmet, zusammen das aus eurem Raum einatmet, was ihr loslassen möchtet, und dieses abgebt in die Quelle und dann gemeinsam euren Liebesraum mit frischer, reiner, vollkommener Liebe aus der Quelle wieder zum Leuchten bringt. Und danach den Mut findet, über das zu sprechen, was diesen Raum irritiert hat, es auszusprechen. Denn die energetische Heilung ist das eine, es aber dann zu leben, den Mut zu haben, zu sich zu stehen, ist das andere. Und beides ist nötig.

Den Ex-Partner loslassen

Leben ist Fluss. Wir begegnen neuen Menschen, erleben etwas gemeinsam, beschenken einander und lassen wieder los. So treten Menschen in unser Leben ein und andere wieder aus. Manchmal kommt es jedoch dazu, dass die Partner, die schon ausgetreten sind, nicht wirklich losgelassen werden können, dass sie präsent bleiben, dass immer noch ein Energieaustausch, eine Verhaftung stattfindet, die aber nicht mehr angemessen ist, denn die Geschenke, die wir einander geben sollten, sind gegeben worden und ein Festhalten ist nicht sinnvoll, weil es das Weitergehen verhindert. Auch mit diesen Menschen hat es einmal einen wunderschönen Liebesraum gegeben, der seine Zeit hatte, und die Reste dieses Liebesraumes umgeben aber noch euch beide als Seelen und halten euch, verbinden euch, ketten euch aneinander. Es ist Zeit, das aufzulösen.

Bei einer Liebe haben wir immer drei: wir haben die beiden Partner und den Liebesraum. Und so müssen wir auch immer alle drei bedenken. Wir können mit uns Themen klären, der Partner kann es mit sich tun, und wir beide zusammen sollten, wenn wir Abschied nehmen, voneinander auch diesen dritten Raum, die Liebe als Seele, als Wesen verabschieden und uns bei ihr bedanken. Manchmal kommt es jedoch nicht dazu. Manchmal stirbt sogar ein Partner und dieser Raum bleibt erhalten und dadurch ist ein Weitergehen im Leben, ein Neu-Einlassen auf andere Menschen nicht mehr in der Vollkommenheit und Offenheit möglich, wie es sein könnte.

»Danke für alle Erfahrungen, die wir miteinander erleben durften«, ist ein angemessenes Abschiednehmen. Visualisiere jetzt den ehemaligen Partner vor dir, visualisiere die Reste des Liebesraumes, dieser vollkommenen Seele, die mal da war, die euch umgeben hat, und atme diese Reste ein und atme sie in die Quelle aus, mit einem »danke, für alles, was wir miteinander erleben durften«. Und atme dann aus der Quelle nur noch deine Energie und deinen Anteil wieder in dich durch deine Nabelschnur ein und fülle dich damit. Und atme wieder die Reste dieses Raumes, der euch umgeben hatte, eurer Liebe, eurer Verbindung ein und atme sie aus in die Quelle. Und atme dann aus der Quelle Liebe ein, durch die Nabelschnur, und mit der Ausatmung erfüllst du nur noch dich selber damit.
Und wieder atmest du ein, was euch immer noch verbindet, und atmest es aus in die Quelle und atmest Liebe in dich ein, die dich erfüllt, als dich (dir) selber genügendes und (dich) liebendes Wesen. Dein ehemaliger Partner wird bei diesem Heilatem sich immer weiter von dir wegbewegen. Nun führe den Atem so lange fort, bis du ihn nicht mehr sehen kannst. Das große Geschenk der Liebe besteht darin, wenn zwei Menschen, die in sich vollkommen sind und keinen anderen Menschen brauchen und benötigen, einander schenken können. Indem du bei diesem Heilatem Liebe wieder in dich atmest und dich selbst erfüllst, wirst du vollkommener, und es wird dir leichter fallen, dich wieder zu schenken.

Das kreative Feuer entfachen

Nicht nur Künstler leben von ihrer Kreativität. Kreativität ist all das, was wir schöpfen, was wir erschaffen, was wir ins Leben bringen. Und das, was uns am meisten zurückhält, dies zu tun, sind Ängste. Ängste, die tiefe Wurzeln haben. Die tiefste Angst, die wir haben, ist nicht geliebt zu werden, nicht gut zu sein. Und diese Ängste verhindern, dass du auch zu einem Kanal wirst, einem Instrument der Schöpfung. Denn Kreativität ist nichts anderes, als ein Instrument der Schöpfung zu sein.

Kreativität fließt durch den Menschen. Nicht der Mensch erschafft, sondern es erschafft durch den Menschen. Die Ängste, die dich zurückhalten, Kanal zu sein, sind nicht im Jetzt entstanden, sondern sie sind schon lange in dir. Sie können aus deinem ganzen Leben kommen. Sie können auch schon aus der Schwangerschaft kommen, aus der Zeugung. Und sie können sogar aus den Ladungen kommen, die du mitgebracht hast, als Seele in diese Welt.

Diese Ladungen geben dir eine Grundausrichtung in dem, was es in diesem Leben zu erfahren und zu tun gibt. Atme sie nun alle ein, egal, woher sie kommen. Aus deinem Leben oder von davor. Selbsterlebtes oder durch Mutter und Vater während der Schwangerschaft Erlebtes. Oder sogar von der Umwelt Geprägtes. Atme es ein und atme es aus in die Quelle. Und atme aus der Quelle, die Einssein ist, die keine Angst kennt und deswegen auch deine Ängste in sich auflöst, weil sie dort nicht atmen können, nicht leben können, atme aus dieser Quelle Vertrauen und Liebe und Vollkommenheit ein und fülle in dir den Platz, den die Ängste vorher eingenommen hatten. Und dieser Platz kann auch eine Vibration im Körper gewesen sein, eine Schwingung, eine Unruhe, ein Zittern, ein innerliches. Fülle diesen Raum mit einem Klang, der Freiheit bedeutet, der Frieden bedeutet in dir, der Ruhe bedeutet. Denn nur, wenn du ruhig bist, wenn du Stille in dir hast, kannst du Kanal und Instrument sein für das, was durch dich klingen und schöpfen möchte. Schaffe diese Stille in dir, damit du klingen kannst. Atme all die Ängste ein und atme sie in die Quelle aus. Und atme aus der Quelle Weite und Liebe ein und fülle dich damit. Und atme weiter all das ein, was Angst hervorgerufen hat, und atme es aus in die Quelle. Und atme aus der Quelle Stille ein und atme diese Stille in dich aus. Eine Stille, die es dir erlaubt, dich selber endlich wieder hören zu können. Und atme wieder ein, die Ängste, übernommene Ängste, geprägte Ängste, getragene Ängste. Atme sie alle ein und atme sie aus in die Quelle. Lebt wohl Ängste, ich brauch euch nicht mehr. Und atme aus der Quelle Stille und Liebe ein und fülle dich damit.

Die Quelle selbst ist Schöpfung. So atme nun aus der Quelle Kreativität und Schöpfung, atme sie ein und lade sie ein, dass sie durch dich strömen können, werde Instrument der Schöpfung. Atme ein aus der Quelle, atme aus in dich und durch dich durch. Und atme wieder ein aus der Quelle und atme in dich und durch dich hindurch aus. Und atme ein, aus der Quelle und atme in die Welt hinaus aus. Erschaffe. Erschaffe und beschenke die Welt mit dem, was durch dich entstehen möchte. Das ist der Sinn des menschlichen Seins.

Mutter Erde

(entstanden 2010)

Mutter Erde, als Teil von dir bist du ganz in mir und lebst durch mich.
Vater Sonne, als Teil von dir bist du ganz in mir und lebst durch mich.
Himmel, als Teil von dir bist du ganz in mir und lebst durch mich.
Gott, als Teil von dir bist du ganz in mir und lebst durch mich.

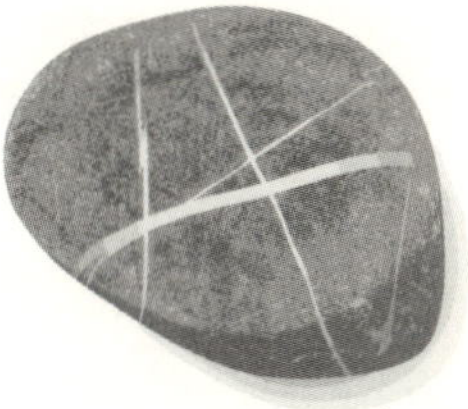

Besonders gut zur

- Verstärkung der Verbundenheit,
- Erdung,
- Überwindung von Einsamkeit,
- Verbesserung des Einfühlungsvermögens,
- Stärkung der Wahrnehmung,
- Auflösung des Gefühls von Getrenntheit,
- Unterstützung der Heilung von Erkrankungen aller Art.

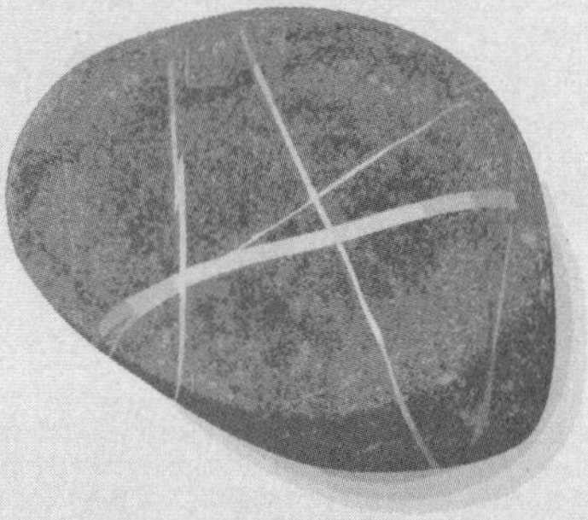

Viele Menschen haben vergessen, dass wir alle aus der Erde erschaffen wurden, ein Teil von ihr sind, und sie glauben, die Erde benutzen zu können, sie zu gebrauchen und missbrauchen. Das hat uns als Menschheit an den Rand der Überlebensfähigkeit gebracht. Die Erinnerung, wessen Kind wir sind, bringt auch die Demut, Liebe und Achtung mit sich. Auch alle Heilmittel, die wir nutzen, sind ein Teil der Mutter Erde: Pflanzen, Mineralien, Öle, aber auch die aus den Rohstoffen der Erde erschaffenen chemischen Arzneimittel.
Mutter Erde hat so viele Geschenke erschaffen. Da ist mit Sicherheit auch eines für dich dabei. Erinnere dich, dass du ein Teil der großen Mutter Erde bist. Gib deine menschliche Arroganz auf und gib dich hin. Und dann werde zu einer anderen ihrer Entsprechungen und damit zu deinem eigenen Heilmittel.

Die Kunst besteht darin, große Wahrheiten in einfache Worte zu bringen. *»Mutter Erde als Teil von dir bist du ganz in mir und lebst durch mich.«* Eines Tages waren diese Worte einfach in meinem Kopf und Herzen und berührten mich sehr tief. Es sind einfache Worte, und ich bin immer wieder begeistert über ihre Tiefe und Weisheit. Ich hatte immer wieder Probleme mit den Worten: Warum soll ich mir vorstellen, Wurzeln in die Erde wachsen zu lassen. Ich bin doch kein Alien, der auf der Erde gelandet ist und sich hier verankern muss.

Einstimmung

Ich spüre deinen Herzschlag in mir, meine Seele.
Ich spüre deinen Herzschlag in mir, liebende Frau.
Ich spüre deinen Herzschlag in mir, Mutter Erde.

Du warst immer da, meine Seele, ich hatte es nur vergessen. Ich glaubte, mein Leuchten verloren zu haben, meine Schönheit, meine Vollkommenheit, in den Verletzungen des Lebens. Du warst immer da, meine Liebe, ich hatte dich nur vergessen. Liebende Frau, als wir uns vor wenigen Wochen das erste Mal in die Augen sahen, war es ein Wiedererkennen. Wir beide wussten, dass diese Berührung schon immer da war. Wir erkannten einander – wieder. Wir beide glauben nicht an Vorleben, und doch hatten wir bis zu diesem Moment nur vergessen, dass unsere Liebe schon immer da war. Du warst schon immer für mich da, Mutter Erde. Ich glaubte nur, getrennt von dir zu sein. Ich hatte vergessen, dass ich dein Kind bin, dass ich aus dir erschaffen wurde, du mich nährst, mich liebst, du mir vertraust und du mich am Ende wieder liebevoll in die Arme schließt. Alle Versuche, mich in dir zu verwurzeln, haben mir keine Stabilität geben können, denn ich bin kein auf einem fremden Planeten gelandeter Baum. Du hast mich als deine Knospe geschaffen, und dein einziger Wunsch ist es, dass ich blühe.
Meine Seele, du berührst mein ganzes Wesen. Du durchströmst mich. Du hauchst mir Leben ein. Du zeigst mir den Weg, meinen Sinn zu erfahren, und damit ernährst du mich in vollkommener Weise. Ich habe gehungert, ich habe gekämpft, ich war einsam. Lange – zu lange. Und dabei warst du immer zum Greifen nahe, einen Atemzug entfernt.

Meine Liebe, du berührst mein ganzes Wesen. Als ich dir das erste Mal in die Augen sah, war es um das Sterben in mir geschehen. Dein Blick hat mein ganzes Sein gestreichelt und durchdrungen, hat Freude, Lachen – ein ganzes Feuerwerk in mir entfacht.
Mutter Erde, du berührst mein ganzes Wesen. Mutter Erde als Teil von dir bist du ganz in mir und lebst durch mich.
Meine Seele, du bist Heilung für mich. Du bist ein Zauberstab, der mit seiner Berührung Trübes in Klares, Schmerzhaftes in Dankbares, Dunkles in Lichtes, Verlorenes in Wiedergefundenes, Hässliches in Liebevolles verwandelt.
Du bist der Klang, die Musik meines Lebens, die mich in Schönheit durch das Leben tanzen lässt.
Meine Liebe, du bist Heilung für mich. Du lässt mich die Schönheit des Seins erkennen. Du lässt mich im Innersten vibrieren. Du zeigst mir, dass Leben Fülle und nicht Mangel ist. Und weil ich dich nicht besitzen will, schenkst du dich mir.
Du bist da, mich zu erinnern, dass du schon immer da warst und nur du Heilung bist. Mich selbst zu lieben ist der Sinn meines Seins. Ich, mein Selbst, mein Ego ist das Instrument der Schöpfung, das Gefäß der Seele, der Raum der Liebe, die Lippen des Kusses, die Hand, die diese Worte schreibt. Ohne dich wäre ich ein Blatt im Wind. Ich liebe mich.

Mutter Erde, du bist Heilung für mich.

Ganz gebe ich mich dir hin, und du lässt mich zu einer anderen deiner wundervollen Schöpfungen werden. So werde ich zu meinem eigenen Heilmittel.

Mutter Erde – die Meditation als Inspiration

Sprich ruhig und langsam die Worte:
»Mutter Erde, als Teil von dir bist du ganz in mir und lebst durch mich.«
Lasse sie klingen in dir.
Dann verlasse die Illusion der Abgetrenntheit von der Erde und die Illusion der Besonderheit des Menschen und werde einfach wieder ein Teil der Erde, dieser wundervollen lebensspendenden Mutter. Von dort aus kannst du eine jede andere ihrer Schöpfungen werden, kannst in dieser Fülle dein Heilmittel finden und zu diesem werden und es so in dir wirken lassen. Intuitiv wirst du das richtige Heilmittel auswählen.

Mutter Erde, als Teil von dir bist du ganz in mir und lebst durch mich.

Ich werde ganz zu dir Mutter Erde jetzt. Ich löse mich als Mensch in dir auf. Ich bin die Knospe, die sich daran erinnert, woraus sie geboren wurde. Geboren aus der Fülle der Möglichkeiten, aus dem Reichtum der Schöpfung, aus den Spielarten des Seins. Bäume, Berge, Vögel, Seen, Wind, Blitze, Blüten, Würmer, Vulkane, Kornähren im Winde, Düfte, fallende Äpfel im Herbst, knallrote Kirschen und süße Erdbeeren … Mutter Erde, du bist so reich, so vollkommen und reich. In dir habe ich den schönsten Ort gewählt, um zu sein. Und jetzt wähle ich einen Teil aus deiner Fülle aus, lasse mich zu ihm werden, und lasse ihn in mir wirken.

Ich werde zu einer saftigen Erdbeere, ... aber ich werde auch zum Vogel, der an ihr pickt ... und ich werde zum Baum, auf dem der Vogel sitzt, ... zum Nest, in dem die Küken heranwachsen, ... und zum Grashalm, der auf den Boden fällt und die Erde berührt, ... ich werde zum Regen, der die Erde durchtränkt, ... und zu einem Fluss, in den der Regen sich hin ergossen hat, ... zu einem Wasserfall, in den der Fluss mündet, ... und zu den Wolken, zu denen das Wasser einfach aus Lust geworden ist, weil es etwas anderes sein wollte, ... zum Wind, der die Wolken über das Land treibt, ... und zum Gewitter, das die Erde an einer Stelle mit Licht und Kraft trifft, das die Erde zerstört und gleichzeitig neu erschafft. So wie das Leben und die Schöpferkraft, die sich durch uns ausdrücken will, erlauben. Mutter Erde, du bist das Schönste, was es gibt für mich.

Mutter Erde, als Teil von dir bist du ganz in mir und lebst durch mich.

Jetzt werde ich zu einem Pferd. Ein schwarzes oder ein braunes oder ein fleckiges? Ein kraftvolles. Ich blicke mich um – stolz, kraftvoll, groß. Ich schwenke ein wenig den Schweif, spiele mit den Fliegen. Ich habe Lust zu laufen. Ich laufe los, über die Felder. Ich springe über kleine Bäche und bleibe vor einer großen Mohnblume stehen, weil sie so wunderschön ist.
Jetzt habe ich Lust, zu dieser Mohnblume zu werden – und ich werde diese Mohnblume. Dieses knallige Rot, dieser berauschende Duft, diese Blätter mit den kleinen, weichen Härchen – wie Fell. Ich strecke mich und zeige mich. Alle sollen mich sehen, alle sollen meine Schönheit sehen. Irgendwann lasse ich meine Blätter fallen, denn in mir reift

schon die Frucht. Die Sonne wärmt mich, die Nacht lässt mich rasten, die Zeit lässt mich immer mehr welken, und dann öffne ich mich und verschenke meinen Samen, und der Wind kommt und greift ihn und trägt ihn in das Wasser. Jetzt habe ich Lust, zum Wasser zu werden – und ich werde Wasser. Stille. Plätschern. Ruhe. Aber auch Kraft und Zerstörung dessen, was mir nicht standhält, was nicht mehr sein soll. Na und? Ist alles nur Leben.

Es ist Nacht und ich bin ein See. Die Fische in mir sind ganz ruhig. Ab und zu blinzeln sie mit den Augen, aber auch sie schweigen. So wie ich schweige und mich erhole und bin. Es existiert eine so wunderbare Vollkommenheit und Verbundenheit in diesem Wasser. Wir sind ein Wasser. Nicht »ich bin ein Tropfen«, sondern »wir sind ein Wasser«. Und ich bin überall. Hier und da und eins. Und schon immer da. Der Morgen kommt, der Wind kommt, ich habe keine Lust mehr auf Ruhe. Ich will Bewegung, ich will Kraft, ich will mich spüren. Ich will fließen.

Also werde ich ein Wasserfall. Dieses In-die-Tiefe-Stürzen, was mich gleich erwartet, der freie Fall. Und auf einmal diese Losgelöstheit – endlich fliegen können als Wasser. Und dieses Rauschen … hörst du es? Jetzt raus, fliegen und dann mit einem großen, kräftigen Rumps aufplatschen.

Doch ich bin gar nicht gelandet, ich bin plötzlich im Aufschlag zu Luft geworden. Und jetzt habe ich Lust, Luft zu werden. Lust auf Fliegen und Bewegen – hin und her, grenzenlos, Freiheit zu erfahren. Also werde ich zu Luft. Werde zur Weite, zum Raum, den ich fülle. Und zum Leben, das ich gebe.

Ich werde zum Wind, zum Sturm, zum Tornado. Ich bewege mich über das Land und reiße einfach alles raus. Ich spiel mit all dem. Alles, was glaubte, dass es fest ist und schwer

ist, für mich ist es das nicht. Ich wirble es hoch, reiße es aus seinen Verankerungen, lasse es fliegen.
Ich sehe zwei Adler in der Ferne, wie sie nach oben fliegen, zusammen. Und wie sie sich dann nach unten stürzen lassen, gemeinsam. Oh, ich habe jetzt Lust, Adler zu sein. Es sieht so schön aus. Dieses Miteinander der beiden. Ich war der Wind und ich war eins. Jetzt will ich zwei sein. Ich will Männliches sein, ich will Weibliches sein, ich will das Feuer zwischen beiden spüren. Ich werde zu diesen beiden Adlern. Oder nur zu einem? Aber welcher? Mann oder Frau? Und ich werde zur Adlerfrau und ich merke, wie meine Arme beginnen wollen, sich zu öffnen, zu Schwingen werden. Und wie der Wind mich trägt. Meine Augen können so weit sehen, so klar. Manchmal muss ich meine Flügel bewegen und manchmal trägt mich einfach nur der Wind.
Und ich genieße diese Geschmeidigkeit der Bewegung, die Federn, die mich wärmen. Und im Fliegen entdecke ich dort unten den Baum, also unseren Baum, den von mir und den von meinem Partner. Und ich sehe die kleinen Schnäbel, die sich aufreißen und Hunger haben
Ich füttere sie mit dem Wurm, der in meinem Munde sich etwas räkelt, der aber auch nur ein Teil von Mutter Erde ist und einfach nur seiner Bestimmung folgt, jetzt meine Kinder zu nähren. Der sich wandelt, so wie ich mich gewandelt habe. Immer und immer wieder.
Dieser Baum ist eine Eiche. Lange schon steht sie hier, sehr lange. Also aus Menschensicht sehr lange. Diese kurzlebigen Knospen Menschen. Diese kurze Blüte, die die Menschen nur haben. Was ist sie schon im Vergleich zu einem Baum, einem Stein, dem Wasser? Ein Augenblick. Und wie schwer nehmen diese Menschen diesen Augenblick. Sie könnten lachen, so wie ich. Sie könnten feiern, aber nein.

Sie müssen leiden. Aber sollen sie's tun. Ich nicht. Ich habe keine Lust drauf. Wenn sie verstanden hätten, dass sie ein Teil der großen Mutter sind, dann wäre das Leiden wahrscheinlich zu Ende. Dann wäre es die Freude am Wandeln. Doch jetzt, ich rieche diese Eiche. Und diese Rinde, diese wunderschön kräftige, alte Rinde, die ihre Geschichte hat. Diese Kraft, die von diesem Baum ausgeht! Gar nicht auszudenken, wie groß diese Wurzeln sind. Oh ich hab Lust, diese Eiche zu sein, dieser ewige, kräftige Baum. Ich werde zur Eiche. Ich muss lachen, weil plötzlich so viel Musik ist in mir. Es ist ein Hin und Her, ein Bewegen, ein Klingen. Der Saft rauscht nach oben. Die Eicheln klingen, die Blätter erzählen, die Wurzeln trinken. Und diese eine Stelle dort, die mit der großen Narbe, die mal ganz schwarz war, auch die gehört dazu. Und auch diese Narbe lacht. Die freut sich, dass der Blitz sie da getroffen hat.
Danke, Mutter Erde! Für diese Fülle.

Blitz. Wie fühlt sich ein Blitz an? So plötzlich entstanden und dann mit dieser Kraft irgendwo hineinschießen. Und einen Rumps erzeugen. So unberechenbar. So verwandelnd, Feuer gebend. Einfach etwas in etwas anderes verwandeln. Das ist es, was die Mutter Erde will. Sie will sich wandeln. Sie will diese Fülle erfahren. Und ich genieße es, als Blitz unberechenbar irgendwo jetzt einzuschlagen. Frech, respektlos.
Wow! Ich glaub, ich hab gerade was kaputt gemacht. Da hatte irgendwas vergessen, dass es nicht für die Ewigkeit war. Das hab ich gerade kaputt gemacht, als Blitz. Na und? Dann kommt die Zeit und mit ihr das Samenkorn der Erdbeere, die der Vogel gefressen, gepickt und am Ende wieder ausgekackt hat. Und diese Kacke fällt genau an die Stelle,

wo ich eingeschlagen habe. Das Schöne ist, dass darin dieses Samenkörnchen der Erdbeere war. Und das fällt genau an die Stelle, wo ich als Blitz vorher Platz gemacht hab. Und dann, und dann gibt's dort irgendwann wieder eine richtige, leckere, saftige rote Erdbeere.

Ich höre im Hintergrund eine Stimme, eine starke Stimme, die sagt »Hey, Mutter Erde, wie wär's denn so mit dem männlichen Aspekt? Ich bin doch auch noch da, ich bin Vater Sonne. Lass uns zusammen Spaß haben. Lass mich dich wärmen.«

Vater Sonne, als Teil von dir bist du ganz in mir und lebst durch mich.

Auch das bin ich, die Sonne. Das Wärmen, das Feuer, das Licht. Aber auch die Ruhe, die Ruhe, dass sich um mich alles dreht. Dass ich es nähre mit meiner männlichen Kraft, mit meinem Leuchten. Dass ich Wärme zeuge mit meinem Leuchten, mit meinem Sein. Einfach nur mit meiner Präsenz. Dass ich es bin, der die Blüten des Mohnes leuchten lässt. Dass ich es bin, der das Eis taut und zum See macht. Dass ich es bin, der dem Adlerauge das Licht gibt, zu sehen. Was für eine Liebesbeziehung zwischen Sonne und Erde.
Ich bin jetzt einfach mal ein Sonnenstrahl. So schnell, so unvorstellbar schnell. Und doch so unvorstellbar unbeweglich. Weite, Raum, Größe. Und schon wieder höre ich eine Stimme. Da sagt der Himmel: »Hey Sonne, auch du stehst nicht still. Du bist in mir, und ich gebe dir den Raum, zu sein.«

Himmel, als Teil von dir bist du ganz in mir und lebst durch mich.

Unendliche Weite. Dunkelheit. Leere. Farben. Kräfte, unvorstellbare Kräfte.
Zeitlos, scheinbar zeitlos. Ich werde jetzt zu einem schwarzen Loch. Diese unvorstellbare Verdichtung, diese unvorstellbare Kraft, diese ungeahnte Transformation und Veränderung. Ich kann alles aufsaugen: Licht, Raum, Zeit, alles. Ich kann alles verdichten, verändern, und ich kann Neues erschaffen. Ich konzentriere und schaffe Dichte, damit Weite sein kann und Raum und Leere. Leere zu sein, in der Weite und in der Dichte. Im Männlichen und im Weiblichen. Im Leben und im Sterben und im Neu-geboren-Werden.
Und schon wieder höre ich eine Stimme: die Schöpfung. Die Quelle. Gott. Oder ist es doch die Liebe? Oder ist die Liebe Gott für jeden persönlich? Oder ist die Seele die Liebe, und wenn ich die Seele sehen kann, liebe ich? Und wenn ich liebe, dann nehme ich den Gott in mir, das Göttliche in mir an. Mit allem. Mit leben, mit sterben, mit schöpfen, einfach mit allem.

Göttliches, Schöpfung, alles was ist, Liebe, Seele – als Teil von dir bin ich ganz in mir und du lebst durch mich.

Ja! Das ist Leben!

inneryoga

(entstanden 2012)

Werde zu deinem Heilmittel in Bewegung

Eine Ode an den freien Menschen.
Eine Ode an den Menschen, der sich selbst lebt.
Dem, der sich gefunden hat, sich ausdrückt, sich lebt, durch sich heraus schöpft.
Dem, der Mensch ist.

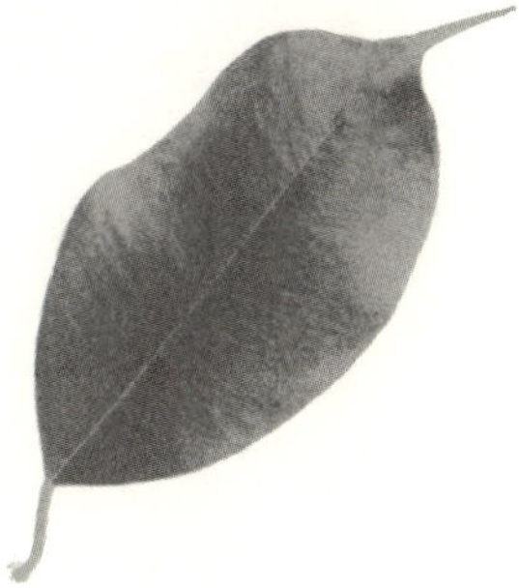

Besonders gut

- zur Findung des eigenen Ausdrucks,
- zur Öffnung der Beweglichkeit,
- zur Verbesserung des Spürens und Einfühlens,
- zur Aktivierung der Muskulatur,
- zur Lösung tiefsitzender Muster,
- zum Loslassen von Regeln und Normen.

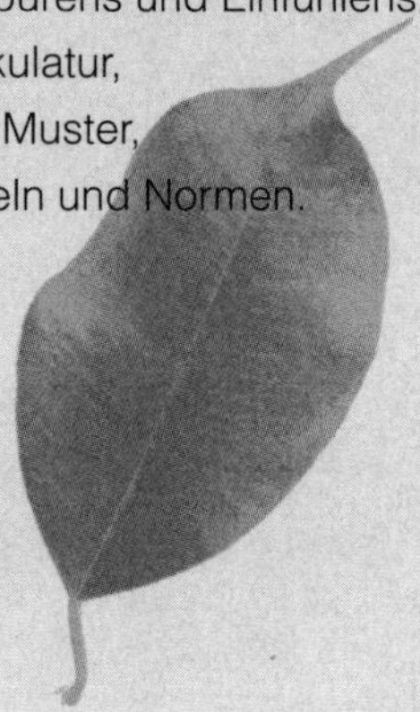

*inner*yoga ist ein Feiern der Schönheit und Vollkommenheit des Einzelnen. Werde Schöpfer, ohne Regeln, Normen, Positionen und Dogmen. Du bist nicht Nachfolger. Du brauchst keinen, der dir sagt, was du tun sollst, was richtig, was falsch ist im Leben. Du bist richtig, du bist schön. *inner*yoga ist eine Art zu leben. Lebe es.

*inner*yoga geht ganz einfach: Werde zu etwas! Werde zum Baum und bewege dich dann wie ein Baum. Werde zu einer Schneeflocke, fühle dich als Schneeflocke und dann tanze wie eine Schneeflocke. Werde zum Berg, in dem die Lava auf die Eruption hofft, in dem der Druck unerträglich ist, so wie in deinem Leben. Und dann werde die Eruption. Und nachdem du das geworden bist, erlaube, dass diese Kraft dich beginnt zu bewegen.

In ihrer ureigensten Form.

In ihrer ureigensten Schönheit.

In ihrer ureigensten Vollkommenheit.

Werde zu deinem eigenen Heilmittel und lasse es durch dich leben. Und damit lasse die gesamte Kraft des Heilmittels auf dich übergehen und in dir wirken. Zuerst kommt die Identifikation mit etwas, innerlich in dir, und dann zeigt sich daraus die Bewegung, die Form. Und das wird nichts Starres, keine Position sein, sondern immer sich Bewegendes, Veränderndes. Denn Leben ist Bewegung. Und diese Form und Bewegung ist immer richtig. Sie ist vollkommen. Sie ist schön, so wie du.

Einstimmung

*inner*yoga ist die Weiterführung der *Mutter Erde*-Heilmeditation. Bei *Mutter Erde* wirst du geistig und emotional zu dem Heilmittel. Beim *inner*yoga lebst du es, nimmst die Haltung ein, bewegst dich wie das Heilmittel, verschmilzt mit dem Heilmittel auf allen Ebenen.

Alles Große hat begonnen, mit Suchen und Finden, mit Freiheit. Alle, die Großes gefunden haben, haben es blühen lassen und wieder sterben lassen, damit es wieder neu blühen kann. Wie ein Phönix, der zu Asche wird, um immer wieder neu erschaffen zu werden. Alle Großen haben darauf verzichtet, ihre Ideen in Regeln und Normen zu pressen, denn sie waren groß genug, dass die Ideen durch sie atmen konnten. Und alle Großen haben sich daran erfreut, dass ihre Ideen von den Menschen in ihrer ureigenen Form gelebt wurden, ausgedrückt wurden, sich durch sie weiterentwickelt haben. Sie waren glücklich, wenn sie Menschen inspiriert haben, die ihren eigenen Ausdruck darin gefunden haben.

Sobald die großen Menschen jedoch gegangen waren, kamen die Menschen, die nichts selber gefunden hatten und die glaubten, dass das Große ihnen als Erbe zustehe. Es kamen die, die danach kamen, aber sie hatten die Größe nicht. Diese Menschen haben Regeln erschaffen, Dogmen, Normen und Gesetze. Diese Menschen haben erklärt, was richtig und was falsch ist, wer gut ist und wer schlecht ist, wie etwas zu tun ist oder auch nicht.

Ihre Kleinheit hat dafür gesorgt, dass diese Welt zu einem Gefängnis wurde. Ein Gefängnis aus Enge. Ein Gefängnis aus Normen. Ein Gefängnis. Diese Menschen haben dafür gesorgt, dass die Schönheit der Welt verloren ging, die sich in jedem Einzelnen in ihrem unendlichen Reichtum ausdrücken kann. Keine Blume würde je zu einer anderen sagen: »Du bewegst dich nicht richtig! Du öffnest dich nicht richtig! Strecke dich noch etwas mehr! Deine Farbe passt heute nicht!« Keine Blume würde das tun.

Kein Baum würde einem anderen Baum vorschreiben, wie er zu wachsen hat. Wann er zu blühen hat, wie viele Früchte erlaubt sind. Kein Tier würde einem anderen Tier sagen, wo es langzugehen hat, wie es zu jagen hat, welche Haltung es einzunehmen hat, wo es hinzuschauen hat. Keine Wolke würde einer anderen Wolke ihre Schönheit neiden. Kein Bach würde versuchen, sich zu bewegen wie ein anderer Bach. Doch wir Menschen, wir tun es.

Wir versuchen uns zu bewegen wie andere Menschen, wir versuchen uns anzupassen an das, was wir glauben, was erwartet wird. Wir haben Angst davor, mit unserer eigenen Art zu leben aufzufallen, aus der Reihe zu fallen. Wir Menschen brauchen äußere Gerüste, weil wir unseren inneren nicht mehr trauen. Wer keinen inneren Halt hat, der wird sich äußeren Halt suchen. Und dieser äußere Halt ist immer ein Eingeständnis der Unvollkommenheit – die gar nicht existiert.

Denke an die Blüte, an den Fluss, an den Baum, an die Wolken. Sie alle sind schön und vollkommen. So wie du. So bewege dich in deiner eigenen Art, in deiner dir eigenen Weise.

*inner*yoga –
die Meditation als Inspiration

*inner*yoga ist ganz einfach:
Werde zu etwas.
Werde zu einem Baum, zu einer Blüte, zu einer Wolke, zu einem Tier, zu einem Wasserfall.
Und nachdem du das geworden bist, erlaube, dass diese Kraft dich beginnt zu bewegen.
In ihrer ureigenen Form.
In ihrer ureigenen Schönheit.
In ihrer ureigenen Vollkommenheit.

Werde zu deinem eigenen Heilmittel und lasse es durch dich leben. Und damit lass die gesamte Kraft des Heilmittels auf dich übergehen und in dir wirken.
Deine Erfahrungen, deine Schritte, deine Wege, deine Blicke, alles ist richtig. Es ist alles ein Teil von dem, wie du bist. So wie jede Blüte eigen ist, jeder Baum eigen, jeder Fluss, jede Wolke, so auch du. Du brauchst keine Vorgaben, die dir sagen, wie du dich hinzustellen, zu legen, zu bewegen hast, zu atmen, zu arbeiten, zu wählen, zu lieben. Du weißt es in dir. Deswegen vertrau dir. Vertraue der Kraft in dir, deiner dir eigenen Art zu leben.
Nimm dir für mindestens fünfzehn Minuten Zeit. Es kann auch viel länger sein, begib dich in eine bequeme Haltung, werde innerlich ruhig.

Schritt eins

Schließe deine Augen. Entspanne dich. Lasse deine Gedanken fließen. Und werde wieder Teil der Mutter Erde und dann werde zu einer anderen ihrer wunderschönen Entsprechungen. Wir alle sind eine kurz blühende Knospe der Mutter Erde, wir müssen uns nur daran erinnern. Sage:

Mutter Erde, als Teil von dir bist du ganz in mir und lebst durch mich.

Wiederhole diesen Satz und lasse deine Gedanken frei, und so wirst du zur großen Mutter Erde, zu diesem wunderschönen, atmenden Wesen und kannst dich dann entscheiden, zu einem anderen ihrer Vielzahl von Kindern, ihren Schöpfungen zu werden:
Zu einem Bach, einer Blüte, einem Baum, einem Kristall, einer Schneeflocke, einem Berg, einem Vogel, einem Wasserfall, einem Vulkan, einem Wurm, einem Blatt im Wind, einem Wassertropfen, einer Katze – all das und vieles mehr.
Es gibt keine Grenzen mehr für dich.
Und Mutter Erde wird dich führen. Sie wird dich zu dem Heilmittel führen, sie wird dich zu dem Wesen, zu ihrem Kind führen, das genau in diesem Moment für dich richtig ist.

Schritt zwei

Und wenn du im Geist eine Entsprechung von Mutter Erde geworden bist, dann wirst du sie auch in deinem Körper spüren. Dann wirst du als Vogel spüren, wie deine Flügel beginnen sich zu heben und zu senken und du anfängst zu fliegen. Als Vulkan wirst du spüren, wie du ausbrechen kannst. Als Baum wirst du spüren, wie du dich im Winde bewegst. Als Bach wirst du spüren, wie du dich zwischen Wiesen, Feldern und Bäumen dahinschlängelst. Als Buntspecht wirst du den Baum anpicken, um den Wurm zu finden. Als Schlange wirst du dich über die Erde bewegen. Als Wolke durch den Raum treiben.

Spüre den jeweiligen Impuls in deinem Körper und gib ihm nach. Und dann genieße die Bewegung, den Tanz. Genieße diesen Ausdruck der Schöpfung durch dich. Immer wieder und immer weiter.
In deinen Bewegungen, wie sie auch immer sein mögen, kehrst du zurück zum Ursprünglichen, zu dem, was Yoga und was das Feiern des Körpers einmal war: Ausdruck zu werden für etwas, Bewegung zu feiern, Leben zu nähren, eine innere Vollkommenheit und Schönheit zu finden.
Befreie dich von den Regeln. Du brauchst keine weiße Kleidung, du brauchst dir keinen Bart wachsen zu lassen, du brauchst keine Mantren zu singen, du brauchst an keinen Guru zu glauben, du brauchst dir keine Symbole auf die Stirn zu malen und du brauchst dir keine neue Art des Atmens anzutrainieren.
Wenn es dir hilft, tu das alles, solange es dir hilft.
Aber es wird der Moment kommen, an dem du erkennst, dass nur du selbst dein Leben erschaffen kannst, dass die Unterordnung unter Normen, Dogmen, Gesetze nicht mehr nötig ist und dich darin behindert, dich selbst zu leben.
Und nun, beginne … oder beginne von vorne.

Mutter Erde, als Teil von dir bist du ganz in mir und lebst durch mich.

Werde ein Baum.
Eine Eiche oder eine Birke, ein Ahorn, ein blühender Kirschbaum, eine Weide, eine Tanne ... Finde deinen Baum, werde zu deinem Baum und beginne zu spüren, wie die Wurzeln in der Erde trinken. Spüre dort, wo sie aus der Erde herausbrechen, wie der Stamm emporwächst, und bewege dich so. Spüre die Rinde mit all ihren Falten und Runzeln, vom Leben gegerbt. Spüre den Wind, wie er die Blätter bewegt und die Zweige, und bewege dich. Spüre die Sonne, wie sie den Baum beleuchtet, wie sie den Baum erstrahlt. Spüre die Vögel im Baum.
Du bist der Baum. Du hast Wurzeln, einen Stamm, Äste, Zweige, Blätter. Zeige diese Größe und Schönheit in dir und leuchte. Und lasse dich von der Sonne anscheinen, vom Regen nass machen, vom Schnee bedecken, vom Winde schütteln und biete den Vögeln ein Nest und Schutz. Und spende Schatten. Sei dein Baum und bewege dich wie dein Baum. Lebe deinen Baum durch deinen inneren und äußeren Ausdruck. Und irgendwann kehrst du zurück zur Mutter Erde und wirst eins mit ihr. Dein Körper kommt zur Ruhe und deine Gedanken können wieder frei in alle Richtungen fließen.

Mutter Erde, als Teil von dir bist du ganz in mir und lebst durch mich.

Du bist eins mit der großen Mutter. Und dann wirst du wieder eine ihrer Entsprechungen. Werde diesmal ein Bach. Ein Bach im Wald, der über Steine rollt. Kühles, frisches Wasser – klar, rein und sauber. Der Wald trinkt in dir, der Wald ergießt sich in dich. Fühle diese Bewegung des Wassers in deinem Körper. Alles belebt sich, alles wird klar, alles wird rein. Lasse dieses Wasser in dir strömen. Lege dich hin. Rolle dich über den Boden. Kugle dich eine Wiese hinunter. Bewege dich. Immer weiter, solange in du in dir den Impuls fühlst. Und wenn er schwindet, kehrst du zurück zur Mutter Erde und wirst eins mit ihr. Dein Körper kommt zur Ruhe und deine Gedanken können wieder frei in alle Richtungen fließen.

Mutter Erde, als Teil von dir bist du ganz in mir und lebst durch mich.

Werde ein Adler.
Du sitzt auf einem Baum. Du spürst die Füße, die Krallen, wie sie sich festhalten am Ast. Du spürst deinen Körper, deine Augen, die aufmerksam schauen. Deinen Schnabel, deine Federn, die dich schützen und wärmen. Dann reckst du dich, blickst dich kurz um, öffnest deine Schwingen und lässt dich vom Ast herunterfallen. Du lässt los, und die Flügel tragen dich. Öffne deine Arme, fliege! Fliege wie ein Adler. Sieh dich um, sieh die Landschaft.
Der Regen macht dich nass. Du blickst dich um und du fliegst. Und fliegst und fliegst.
Irgendwann kehrst du zurück zur Mutter Erde und wirst eins mit ihr. Dein Körper kommt zur Ruhe und deine Gedanken können wieder frei in alle Richtungen fließen.

Mutter Erde, als Teil von dir bist du ganz in mir und lebst durch mich.

Werde ein Kristall.
Ein schwarzer Turmalin, oder ein grüner, gelber? Oder ein Diamant, ein Rubin, ein Smaragd, ein Amethyst oder ein

Bergkristall. Du bist sehr alt. Millionen Jahre lebst du schon, bist gewachsen, Stück für Stück bist du groß geworden. Du lebst, spürst, leuchtest, inspirierst. Gehe in die Höhle deiner Kindheit als Kristall, in die Stille, den Frieden und wachse heran. Verlasse die Höhle das erste Mal und erblicke das Sonnenlicht. Lege dich in die Hände eines Menschen und erfülle ihn mit deinem Licht.
Irgendwann kehrst du zurück zur Mutter Erde und wirst eins mit ihr. Dein Körper kommt zur Ruhe und deine Gedanken können wieder frei in alle Richtungen fließen.

Mutter Erde, als Teil von dir bist du ganz in mir und lebst durch mich.

Werde zur Zwiebel eines Schneeglöckchens.
Es beginnt mit einem Jucken an deinem Kopf. Immer stärker, immer mehr. Bis du dort an deiner höchsten Stelle aufbrichst und sich eine zarte Spitze zeigt, die diesen Moment so ungeduldig erwartet hat. Deine Spitze wächst heran, schiebt die Erde über dir zur Seite mit einer riesigen Kraft. So bahnst du dir einen Weg ins Licht. Etwas kaltes Weißes lässt das Licht schon hindurch, und du jubelst schon vor Freude. Und dann erblickst du das Licht, und deine nackte Weisheit wird Grün.
Ein Grün, mit dem du das Licht trinken kannst. Du wächst empor, öffnest dich. Zwei Blätter wie zwei Arme erfüllen den Raum, und die Blüte in der Mitte zeigt sich. Zuerst lässt du den Kopf noch hängen, aber dann schaust du die Sonne direkt an. Und bist glücklich.
Und irgendwann kehrst du zurück zur Mutter Erde und wirst eins mit ihr. Dein Körper kommt zur Ruhe und deine Gedanken können wieder frei in alle Richtungen fließen.

Mutter Erde, als Teil von dir bist du ganz in mir und lebst durch mich.

Eine Schneeflocke werde nun.
Zart und leicht fliegst du durch die Luft. Es gibt so viele andere Schneeflocken, aber du bist einmalig. Keine der anderen gleicht dir. Schau dich an, diese vollkommene Form, Schönheit, Magie. Drehe dich, genieße dich, tanze. Du landest sanft auf dem roten Blütenblatt einer Rose, die sich über den unerwarteten Besuch des Winters erfreut, und du schmilzt in ihren Armen darin. Ein letztes Aufblitzen und du hast dich verwandelt in einen Tropfen, den die Sonnenstrahlen zum Leuchten bringen.

Mutter Erde, als Teil von dir bist du ganz in mir und lebst durch mich.

Werde eine Katze.
Spüre deine Füße, den Boden unter deinen Füßen, deinen Leib, den deine Füße tragen. Und jetzt beginn zu laufen – ganz langsam. Bewege einen Fuß nach dem anderen in Zeitlupe. Spüre die Geschmeidigkeit deines Körpers als Katze. Und nun laufe immer schneller.

Werde ein Elefant.
Spüre deine Füße, den Boden unter deinen Füßen, deinen Leib, den deine Füße tragen. Und jetzt beginn zu laufen – ganz langsam. Bewege einen Fuß nach dem anderen in Zeitlupe. Spüre die Geschmeidigkeit deines Körpers als Elefant. Und nun laufe immer schneller.

Werde eine Ameise.
Spüre deine Füße, den Boden unter deinen Füßen, deinen Leib, den deine Füße tragen. Und jetzt beginn zu laufen – ganz langsam. Bewege einen Fuß nach dem anderen in Zeitlupe. Spüre die Geschmeidigkeit deines Körpers als Ameise. Und nun laufe immer schneller.

Mutter Erde, als Teil von dir bist du ganz in mir und lebst durch mich.

Werde zu einem Vulkan.
Du bist dieser Berg, in dem es brodelt, kocht, Druck da ist, der sich gestaut hat. Eine Explosion steht an. Es war etwas verstopft, und das erzeugt Druck in dir. Lass deinen Körper zu diesem Berg werden, den Druck spüren und dann erlaube die Explosion und die Bewegung, wie es aus dir herausschießt, stürmt, explodiert und die Reste aus dir herauslaufen. Es fließt, es fließt hinaus. Du wirst sichtbar. Du wirst laut. Du zeigst der Welt, wie es dir geht und was du für dich brauchst, damit es dir wieder gutgeht. Lasse deinen Körper die Eruption ausdrücken als Bewegung. Und fühle diese Befreiung in dir.

Mutter Erde, als Teil von dir bist du ganz in mir und lebst durch mich.

Werde wieder du selbst.
Ein Mensch, ein wunderbarer. Erfülle deinen Körper, dein Sein mit deiner Achtsamkeit.

Der Fluss des Lebens

(entstanden 1998–2008)

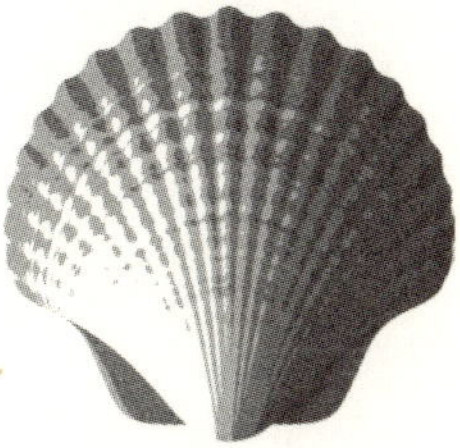

Zehn Jahre therapeutischer *innerwise*-Bilderreisen mit ihren Bildern, Geschichten, Gefühlen sind vereint im Lebensfluss. In Behandlungen ist es immer wieder nötig, ungeklärte alte Themen anzuschauen und zu lösen. Das ist oft nicht direkt möglich, aber über Bilder, Visualisierungen. So ist diese Art der therapeutischen Bilderreise entstanden und hat sich bei vielen Menschen als erfolgreich erwiesen. Die erste Bilderreise habe ich mit einer Patientin mit Krebs durchgeführt. Ich habe sie sich vorstellen lassen, in einem Kajak zu sitzen, und dieses kippt in wildem Wasser um. Das Kajak repräsentierte ihr Leben, das wilde Wasser ihren aktuellen Zustand und der Fluss selber ihr Leben.
Es war schwer für sie, sich vorzustellen, mit einer Rolle das Boot wieder umzudrehen und das Boot, ihr Leben nicht zu verlassen. Aber sie hat es geschafft und der Krebs hat nicht gewonnen.
Mit den Jahren wurde aus der therapeutischen Bilderreise eine meditative Traumreise, in der sich jeder wiederfinden kann.

Hilft besonders gut

- bei Depressionen,
- bei dem Verlust des Lebensmutes,
- bei schwierigen Entscheidungen,
- gegen Hoffnungslosigkeit,
- bei innerer Eingrenzung,
- wenn du nicht mehr über dich selbst lachen kannst,
- wenn du den Überblick über dein Leben verloren hast,
- wenn du das Leben zu ernst nimmst,
- bei Ängsten,
- bei Schuldgefühlen,
- bei innerer Spannung,
- um das Wunder der Liebe noch einmal zu erkennen,
- um das große Spiel des Lebens zu feiern,
- um weiterzugehen,
- um die Hürden des Lebens zu nehmen,
- zur Bewusstwerdung,
- um ruhiger zu werden,
- um zu erlauben, sich leiten und führen zu lassen.

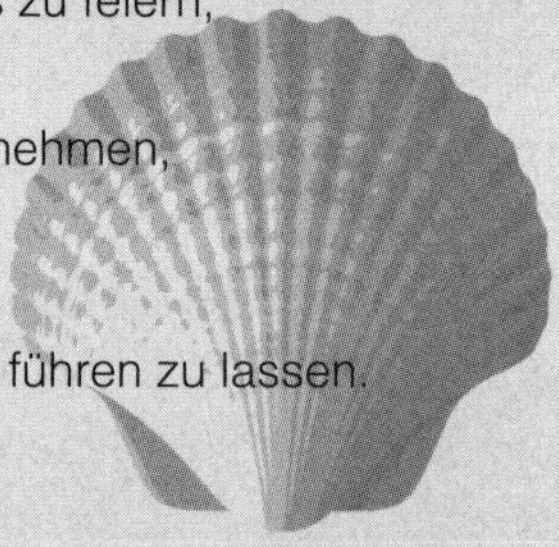

Einstimmung

Um Leben als das zu erfahren, was es sein kann, muss es fließen.
Um tanzen zu können unsere Schönheit, muss unsere Musik in uns erklingen.
Um zu sein, um ich zu sein, muss ich meine Musik in mir hören können.
Ich bin ich.
Manchmal ist das so, manchmal auch nicht.

Wenn ich ich bin, dann tanze ich meinen Klang, meine Musik. Und das Leben beschenkt mich mit dem, was für mich vorgesehen ist auf meiner Lebensreise. Wenn ich nicht ich bin, dann bin ich etwas anderes, ein anderer Mensch, versuche, das Leben eines anderen zu leben, und wundere mich, dass mein Klang und mein Tanz nicht schön sein können, dass ich nicht die Begegnungen erlebe und nicht die Erfahrungen mache, die mich beglücken, denn es sind nicht meine. Ich versuche, das Leben eines anderen zu leben.
Manchmal sind auch nur Teile von mir nicht ich, haben eine andere Musik. Teile meines Körpers, Teile meines Feldes, meiner Seele, Organe. Und wenn sie einen anderen Klang haben, passen sie nicht mehr zu dem Rest. Die Schönheit geht verloren, die Harmonie geht verloren, Störung entsteht, Irritation entsteht. Ich bin ich. Ich versuche immer ich zu sein, denn ich will das Leben erfahren mit all dem, was es zu bieten hat in seiner Fülle und in seinem Fluss. Doch oft versuche ich auch in diesem Fluss anzuhalten, seine Schönheit festzuhalten. Immer dann, wenn es am schönsten ist, versuche ich es zu bewahren. Dann wird aus Fließen Starre

und die Schönheit verschwindet. Später versuche ich, diese Schönheit wiederzuerlangen, indem ich mich erinnere, wie es war. Doch das kann nicht funktionieren, denn Leben ist Fluss, Leben ist Tanzen, Leben ist Atmen.

Ich spüre meinen Atem, dieses wunderbare Geschenk, das zu einem Teil aus Luft besteht und zum anderen Teil aus Energie. Luft, mit der wir die Lunge füllen, mit der wir sie ausdehnen, bis sie sich nicht mehr weiten kann, und Energie, mit der wir uns mit dem Universum, mit dem einen verbinden und verschmelzen. So atmen wir ein und füllen die Lunge mit Luft und im zweiten Teil das Universum unbegrenzt mit Energie und werden eins mit ihm. Das ist eine Einatmung. In der Ausatmung leeren wir unsere Lunge von der von unseren Lungen benutzten, ihrer Energie entnommenen Luft, von dem Alten, lassen los, und dann atmet das Universum durch uns aus, und es ist ein Atem, wir und das Universum.
Ich denke an die Zeiten, in denen ich festhalten wollte. Damals habe ich nicht ausgeatmet, ich habe die Luft angehalten, ich konnte die Lunge nicht leeren, und auch das Universum konnte durch mich nicht atmen und mich nicht nähren. In den Zeiten, in denen ich Angst hatte, konnte ich nicht einatmen, konnte nicht das Universum füllen mit mir. Und so gab es Momente, in denen ich Atem als Ganzes und Schönes erfahren habe, und Momente, in denen ich im Grunde fast gar nicht mehr geatmet habe, und aufgehört habe zu leben, versucht habe, starr zu sein, zu überleben, versucht hatte festzuhalten, aber das ist nicht Leben. Leben ist Fluss und auch unser Atem ist Fluss. Nicht nur unsere Lunge atmet, unser Schädel atmet, unser Körper atmet, unser Energiefeld atmet, unser ganzes Leben atmet.

Wie oft beladen wir unser Leben mit irritierenden Energien, mit Themen, mit Irritationen, die wir nicht loslassen. Die wir festhalten, die wir für andere tragen und dafür sogar bereit sind, unsere Identität, unser Ich aufzugeben. Und wie oft lassen wir das, was vorbei ist, nicht los, halten es fest. Dieses Festgehaltene verstopft, es verstopft unseren Lebensfluss, es wird zu einem Pfropfen. Und dadurch hört das Fließen auf, es wird starr. Es gibt uns scheinbare Stabilität, die aber keine ist. Das ist so, als ob du die Zeit anhalten würdest, weil es gerade so schön ist im Leben. Auch das ist eine scheinbare Stabilität und auch eine Illusion, denn weder Leben noch Zeit lässt sich anhalten.
Die Stabilität entsteht aus dem Loslassen, aus der Auflösung der Stabilität, daraus, sich tragen, herausfordern und immer wieder überraschen zu lassen vom Leben. Wenn wir das Alte losgelassen haben – das, was wir festgehalten hatten, das, was längst vorbei war –, dann können wir uns auch wieder öffnen und das Leben entdecken. Wir können das Leben erfüllen und wie Bienen den süßen Nektar des Lebens trinken. Aus all den Blüten, die an uns vorbeifließen. Am *Fluss des Lebens* wachsen so vielen Blüten.

Die Blüten am *Fluss des Lebens,* auf den ich dich gleich mitnehme, haben mir so viele Menschen geschenkt mit ihren Geschichten, die ich erfahren, hören und mir ansehen durfte. All diese Geschichten habe ich verwoben zu einer Lebensreise. Ich lade dich ein, sie mit mir jetzt zu beginnen.

Der Fluss des Lebens – eine meditative Traumreise

Mir ist noch kein ernst zu nehmender Mensch begegnet, der mir mit Sicherheit sagen konnte, ob es Vorleben und Nachleben gibt.
Ich weiß es nicht.
Und zur Sicherheit lebe ich lieber gleich alles!
Ich will einfach nur alles in diesem Leben erfahren, was dieses Leben zu bieten hat, denn vielleicht komme ich ja doch nicht noch mal wieder.
Und vielleicht war ich auch noch nie da und habe noch nichts erlebt von dem. Also lebe ich doch gleich jetzt alles!

Begib dich an einen ruhigen Ort und finde Frieden in dir. Setze oder lege dich bequem hin. Schließe deine Augen und atme tief ein und aus.
Stelle dir vor deinem inneren Auge die Farbe Blau vor. Sieh, wie dieses Blau sich zu bewegen beginnt, sich zu Wellen formt, zu Wasser wird und als Fluss dahinfließt. Schau in das Wasser und erkenne dein Spiegelbild darin.
Du siehst ein Boot im Fluss. Es ist dein Boot. Du bist in deinem Boot und mitten auf diesem Fluss. Schau dich um: Das Ufer, die Wiesen und Bäume und beobachte den Fluss und sieh die Blätter, wie sie auf dem Wasser treiben.
Nun nimm wahr, in welche Richtung dein Boot fährt. Fährst du zur Quelle oder zur Mündung? Wenn du zur Mündung fährst, denke darüber nach, warum gerade in diese Richtung, und denke an Zeiten in deinem Leben, als du dich zur Quelle bewegt hast. Wenn du zur Quelle fährst, denke dar-

über nach, warum in diese Richtung. Nimm wahr, wie sehr du mit den Rudern gegen die Strömung ankämpfen musst, um deinem Ziel näher zu kommen.

Sieh dich um und nimm alle die anderen Boote wahr, die in die andere Richtung fahren. Hast du dich nicht schon immer gefragt, warum gerade dein Leben aus so viel Kampf und Einsamkeit besteht? Jetzt hast du die Möglichkeit, vertrauen zu lernen. Ändere die Richtung, lasse dich treiben – sei im Fluss. Nimm ihn wahr.

Dann komme wieder zu dir zurück und schau dich in deinem Boot um. Wen hast du mit dabei in deinem Boot. Wenn jemand da ist, mögen es ein Tier, dein Partner, Freunde oder deine Kinder sein, dann schaue ihm oder ihnen in die Augen und stelle die Fragen: »Warum bist du in meinem Boot?« ... »Warum sitzt du nicht in deinem eigenen Boot?« ... »Wer hat dich eingeladen?« ... »Brauche ich dich in meinem Boot?«

Achte darauf, wo du im deinem Boot sitzt – vorn oder hinten? Sitzt du am Steuer, oder hast du es jemandem überlassen, dein Boot zu steuern? Stelle dir vor, wie es sich anfühlt, wieder allein im Boot zu sein, es allein zu steuern. Dir allein im Boot zu genügen.

Es ist Zeit, dass die anderen Personen oder Tiere dein Boot verlassen und in ihr eigenes steigen, das neben deinem schwimmt. Stelle dir vor, wie sie das Boot verlassen. Wenn sie etwas zurückhält, stelle dir eine Farbe vor, die sie einhüllt wie ein wärmender Mantel und ihnen ermöglicht zu gehen. Nun bist du wieder allein im Boot. Wer auch immer in deinem Herzen ist, fährt in einem eigenen Boot neben dir her. Da gibt es Stellen im Fluss, wo sich eure Boote etwas voneinander entfernen, und Stellen, an denen ihr wieder enger zusammenkommt. Es gibt keine Anker oder Halteseile zwischen euch. Du vertraust, dass es richtig ist, so wie es gerade ist.

Du siehst im Fluss all die anderen Boote und du siehst, wie sich zwei Boote, die eng nebeneinander herfuhren, trennen und jedes der Boote an einer Flussgabelung seinen eigenen Weg nimmt. Da ist ein tiefes Gefühl der Freude in dir. Menschen haben einen Teil ihres Weges zusammen verbracht. Sie haben sich gelehrt, was sie vereinbart hatten, sich zu lehren, bevor sie in ihre Boote stiegen. Nun trennen sie sich und geben sich wieder frei, damit jeder von ihnen weiterwachsen und noch andere Aufgaben erfüllen kann.

Plötzlich hörst du es. Da ist dieses Rauschen, irgendwo vor dir. Es wird immer lauter, immer stärker. Auf einmal erkennst du, was es ist: ein Wasserfall. Und du befindest dich schon direkt vor ihm.

Du blickst dich um, es gibt keine Möglichkeit, an ihm vorbeizukommen, und du treibst immer näher auf ihn zu. Fühlst du Angst? Wenn ja, überlege, welcher Stern oder Planet kommt dir jetzt in den Sinn? Bitte ihn, dir Kraft zu geben und Mut und Vertrauen, um in den Wasserfall hineinfahren zu können. Zähle langsam bis drei. Eins, zwei, drei, und auf einmal fühlst du, wie dein Boot beginnt zu fliegen. Und dann landet es sanft hinter dem Wasserfall im tiefen, ruhigen Becken. Du bist erstaunt, dass deine Angst gar nicht nötig war, und dir fallen Situationen aus deinem Leben ein, in denen die Angst stärker war als dein Mut und dir schöne Erfahrungen genommen hat. Nun weißt du, dass du mit Hilfe der Sterne und Planeten jeden Wasserfall überwinden kannst. Der Fluss wird ganz ruhig und die Dämmerung kommt. Du hörst den Klang des lieblichen Gesangs der Vögel. Kerzen schwimmen auf dem Wasser in einer Bucht, und du fühlst auf einmal ein tiefes Verlangen

nach Nähe, Umarmung und Vereinigung mit einem anderen Menschen.
Wenn dich jetzt etwas zurückhält, es zuzulassen, stelle dir einen Kristall vor – seine Farbe und seine Form. Verbinde dich mit diesem Kristall, werde eins mit ihm und spüre den tiefen Frieden in ihm. Und nun nimm das Verlangen nach Verschmelzung mit einem anderen Menschen in dir wahr. Eure Boote sind zu einem verschmolzen und auch ihr beginnt, miteinander zu verschmelzen. Mit den Blicken, in den Berührungen, im Kuss. Ihr taucht tief ineinander ein und spürt, wie ihr zu einem gemeinsamen Atem werdet. Ihr spürt, wie eine wunderschöne Energie in euch aufsteigt, wie euer Atem immer intensiver wird und wie ihr ganz erfüllt werdet von dieser unendlichen Glücklichkeit und Vollkommenheit. Zeit- und raumlos.
Es dämmert bereits. Langsam ist für euch beide die Zeit gekommen, euch und eure Boote wieder zu trennen und alleine weiterzufahren. Betrachte also wieder dein eigenes Boot, es verwandelt sich in ein Kajak. Und du erkennst im Dämmerlicht ein Schild am Flussufer: »Achtung Wildwasser! Nur einzeln zu befahren.«
Ehe du dir über die neue Situation im Klaren bist, zieht die Strömung dein Boot mit sich in unruhiges Wasser. Es schäumt, wirft sich über Steine und du gerätst in wilde Strudel. Du hältst dich gut, meisterst die Herausforderungen. Doch mit einem Mal bringt dich eine Strömungswelle aus dem Gleichgewicht und bringt dich zum Kentern. Und nun hängst du in deinem Kajak mit dem Kopf nach unten im Wasser. Es hat dich erwischt. Du hältst die Luft an, fühlst das kalte Wasser an dir vorbeiströmen. Du spürst, wie die Luft knapper wird. Vielleicht reicht sie noch für dreißig Sekunden. Du musst eine Entscheidung treffen. Du kannst das

Kajak verlassen oder versuchen, eine Drehung zur Seite zu machen und wieder nach oben zu rollen.
Eine Stimme in dir sagt: »Versuche es, du schaffst es, drehe dich!« Du versuchst es einmal, doch es gelingt nicht. Die Zeit wird immer knapper.
Leben oder sterben, du hast immer noch die Wahl: das Kajak verlassen oder alle Kraft zusammennehmen und es noch einmal versuchen. Du versuchst es ein letztes Mal mit aller Kraft. Und du schaffst es. Du bist wieder oben. Du spürst die frische Luft, wie sie dich erfüllt. Du lebst. Dann treibst du weiter. Es ist Nacht geworden. Der Fluss wird ruhiger und in ihm spiegelt sich das helle Mondlicht.
Auf einmal siehst du eine Wand vor dir. Alles Wasser schießt durch ein Loch in dieser Wand. Was ist dahinter? Ein Abgrund? Das Ende? Das Paradies? Du weißt es nicht und kannst es auch nicht herausfinden. Es sein denn, du vertraust und fließt mit dem Wasser durch das Loch.
Natürlich könntest du ans Ufer fahren. Du könntest dort warten, jeden Tag auf das Loch starren und zusehen, wie andere mit ihrem Boot hindurchfahren. Aber so würdest du Jahre deines Lebens vergeuden – aus Angst. Hast du das nicht schon oft genug gemacht? Und am Ende war es wie beim Wasserfall, ganz einfach. Dieses Mal vertraust du und fährst hindurch. Und gelangst …

… auf einen wunderschönen, blauen, ruhigen See. Die Sonne scheint. Du drehst dich mit dem Kajak um und schaust auf die Wand, durch die du auf den See gekommen bist. Doch da ist kein Loch mehr, an seiner Stelle ist ein Fenster und über dem Fenster steht geschrieben »Fenster der Dankbarkeit«. Aus deiner Vergangenheit kannst du nur das sehen, für das du Dankbarkeit empfindest. Du bist immer

noch vor diesem Fenster und schaust hindurch. Was siehst du? Und was siehst du nicht? Es ist nicht einfach, danke zu sagen für Verletzungen, Schmerzen, Angst, Einsamkeit, Verluste.
Plötzlich hörst du eine klare Stimme, die dir sagt: »Es ist einfach, denn du hast dein Leben so geplant, mit all den Erfahrungen. Und diese Erfahrungen haben dich reich gemacht. Sie haben dich zu dem gemacht, was du nun bist: wunderbar, liebenswert und ein Stück weiser.« Denke an dein ganzes Leben und fühle Dankbarkeit, dass du das alles erfahren durftest.
Du weißt nicht, wie viel Zeit du vor diesem Fenster verbracht hast, es scheint eine Ewigkeit zu sein und war doch so kurz. Du hast es geschafft. Dein Herz fühlt sich ganz leicht an, eine Kraft, die du schon für immer verloren geglaubt hattest, erfüllt dich. Du hattest dich so lange als Opfer gesehen und damit die Kraft in dir unterdrückt. Jetzt bist du kein Opfer mehr.
Und dann treibt dich eine sanfte Strömung im See langsam immer weiter weg vom Fenster. Du wendest und schaust nach vorne, kannst aber nicht weit sehen, denn vor dir taucht auf einmal Nebel auf, so dicht, dass du nicht mal erahnen kannst, was dich als Nächstes erwartet. Nun hast du dich so oft schon auf das Unbekannte eingelassen, dass du diesmal eine freudige Erwartung in dir spürst, ein Kribbeln – wie damals als Kind vor Weihnachten. Welche Geschenke warten nun auf dich?
Du tauchst in den Nebel ein, gleitest dahin und plötzlich erkennst du einen Strudel vor dir. Du hast keine Wahl, der ganze See wird da hineingezogen. Ein Loch, schwarz, unendlich tief und still. Du fasst den Entschluss, stehst auf und springst rein, ins Nichts … Es ist das Größte, was du jemals

in deinem Leben erfahren hast. Du bist alles und nichts, Mensch und Gott. Du fliegst, wie in deinen Träumen. Du bist verbunden mit allem, grenzenlos. Du erfährst eine tiefe Transformation. Du wirst erleuchtet und bist wieder an der Quelle des Flusses.

Es ist der Fluss der Liebe, und dein Boot des Lebens steht für eine neue Reise bereit. Jetzt ruhst du dich erst einmal aus und denkst über deine vollbrachte Flussreise nach. Dir fällt ein, wie du immer gegen die Strömung zur Quelle wolltest, du erinnerst dich an alle deine Schweißperlen und musst über dich lachen. Du siehst all die Boote wieder, in denen die Ex-Partner, Partner und Kinder saßen. Da war ein Boot, in dem der Partner mit Ketten gefesselt war, damit er nicht aussteigt. Du kannst nun herzhaft über deine Angst am Wasserfall lachen. Du spürst immer noch den gemeinsamen Atem der Liebe in dir. Wie glücklich macht es doch die Menschen, einen Körper zu haben, um das erfahren zu können.
Du erinnerst dich an den Wasserfall und das Wildwasser, an das Loch in der Wand, an den wunderschönen See, der sich im Nebel verloren hat, und diesen fantastischen Strudel, in den du springen konntest. All das ist in deiner Seele. All das war richtig gut. Irgendwann, wenn du dich ausgiebig erholt hast, beschließt du, die nächste Flussfahrt gut zu planen, Freunde zu finden, die mitmachen. Und irgendwann wirst du wieder ein Boot besteigen.

Jetzt wach auf und genieße dieses Leben. Denn irgendwann wirst du die Quelle erreichen, und bis dahin solltest du viel Spaß gehabt haben.

dance fingers dance

(entstanden 2013)

Wir sind wild, wir sind frei!
Ja, tief in uns sind wir das immer noch.
An der Oberfläche ist das anders.

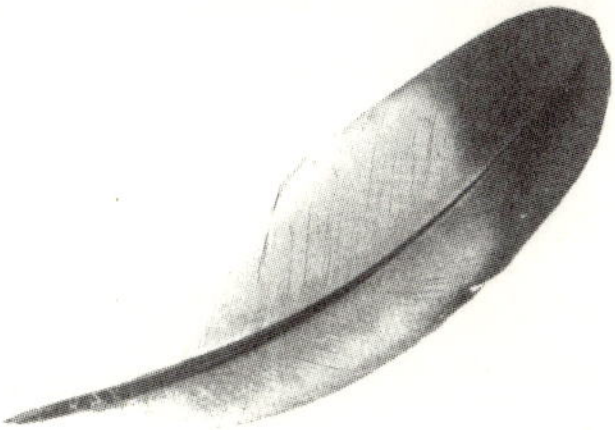

Besonders gut für

- mehr Beweglichkeit,
- besseres Fühlen,
- die Verbesserung der Feinmotorik,
- das Spüren der Unabhängigkeit von allem,
- die Befreiung von Begrenzungen,
- das Entdecken von Raum,
- die Beendigung von Schüchternheit,
- das Finden der eigenen Art zu sein,
- das Überwinden von Ängsten,
- um Leben wieder fließen zu lassen.

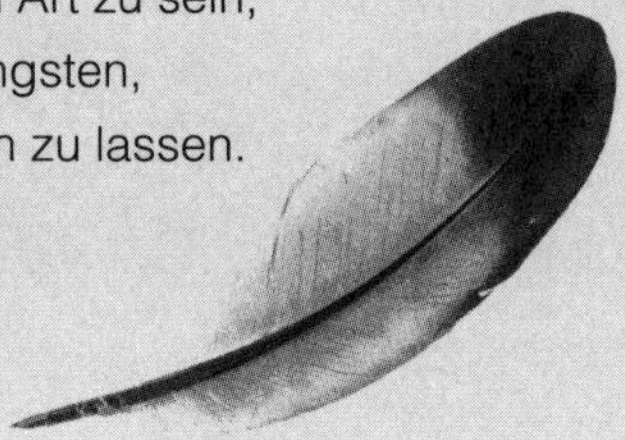

Seit vielen Jahren habe ich diese Meditation in Kursen mit den Teilnehmern durchgeführt. Sie haben mit geschlossenen Augen begonnen, die Finger tanzen zu lassen, und dann später die Augen geöffnet. Und je länger sie die Meditation machen, desto schöner und freier werden die Bewegungen der Menschen. Die Finger tanzen – so kam der Name für die Meditation: tanzt Finger tanzt.
Es ist eine wunderbare Meditation, um sich von gelernten Mustern, Regeln und Einschränkungen zu befreien und die eigene Beweglichkeit, die auch für die innerliche geistige und emotionale Beweglichkeit steht, neu zu entdecken. Gleichzeitig nehmen wir den Raum, in dem wir uns bewegen können, nun wahr.

Einstimmung

Lasse deine Finger, deine Hände auf die Bühne gehen und lasse sie tanzen. Dort sind sie frei, das zu tun, was sie möchten. Nichts ist peinlich, unerlaubt, blockiert.
Sie sind auf der Bühne die Balletttänzer, die eine große Geschichte in einfachen Bewegungen ausdrücken, die den Raum entdecken, sich selbst entdecken. Sie werden zum Ausdruck der Musik. Wer nicht hören kann, kann durch sie die Musik sehen.
Und da die Hände zum Tänzer geworden sind, nicht mehr unsere Hände sind, nicht mehr eingebunden in unsere Muster zu tanzen, nicht mehr Teil der Peinlichkeit, die unseren freien Ausdruck verhindert, können sie die Schönheit der Bewegung entdecken. Können sich sanft, schnell, liebevoll, dramatisch, verzückt, leidenschaftlich, verrückt bewegen und ihre Geschichte erzählen.

dance fingers dance – die Meditation als Inspiration

Mache Musik an – im Raum oder über Kopfhörer. Stelle dich aufrecht hin und ziehe schwere, die Beweglichkeit der Arme einschränkende Kleidung aus. Deine Arme hängen frei am Körper herab. Du kannst deine Augen schließen, wenn es dir hilft, dich so mehr auf die Musik einzulassen. Höre auf die Musik, ihren Klang, ihren Rhythmus und spüre sie – mit deinen Fingern. Deine Finger erfühlen die Musik – als ob sie etwas Unbekanntes erfühlen, das deine Augen nicht sehen können – und beginnen ganz langsam, sich in ihr zu bewegen. So werden sie zur Musik und machen sie sichtbar. In minimalistischer Art wandeln sie die Musik, die Geschichten, die Dramatik, die Schönheit in Bewegung um. Nicht mehr als nötig und doch mit größter Leidenschaft tanzen sie.

Der Rest deines Körpers verweilt in Ruhe, er »schaut« begeistert den Händen zu. Irgendwann können die Handgelenke nicht länger untätig sein und kommen mit auf die Bühne. Sie kreisen und knicken sich vor und zurück. Die Ellbogen und Schultern folgen.

So können die Hände den Raum zu entdecken. Sie weiten ihre Tanzbühne aus auf den Raum über deinem Kopf, den Raum vor deinem Schoß, den Raum hinten deinem Rücken, den Raum an deinem Po. Soweit sie reichen, wird alles zu ihrer Bühne, und sie tanzen und tanzen und tanzen. Und vergessen sämtliche Grenzen. Raum und Zeit gibt es für sie nicht mehr. Nur Hingabe und Ekstase. Und der Rest des Körpers ist immer noch in Ruhe und bewundert die Freiheit und Schönheit der Bewegung. Doch irgendwann können sich dein Kopf, dein Rücken, dein Becken, deine Beine und am Ende auch deine Füße nicht mehr beherrschen, sie lassen sich von den Bewegungen der Hände anstecken und tanzen die neue Freiheit. Und endlich tanzt du so, wie nur du tanzen kannst. Befreit und einzigartig.

Beobachte Menschen beim Tanzen, beobachte dich im Tanz. Oft sind die Bewegungen ähnlich, auch wenn die Musik verschieden ist. Wir haben gelernt, uns in Mustern zu bewegen. Die Muster geben uns auch Schutz und Sicherheit. Lass uns die Muster aufbrechen.
Die Finger und Hände auf der Bühne als Tänzer, befreit von dir und deinen Mustern, dürfen frei und wild den Raum der Musik individuell entdecken. Sie tun einfach, was du dich schon lange nicht mehr traust. Und damit befreien sie dich. Wenn du das nächste Mal tanzt, bleibe zu Beginn der Musik einen Moment stehen und spüre, welcher Körperteil mit der Musik in Resonanz geht. Wo im Körper beginnt sich Bewegung zu formen? Und dann überlasse diesem Körperteil, seien es deine Hüften, dein Kopf, dein Rücken, deine Füße, Schultern, Hände, Augen, Po oder was auch immer sich angesprochen fühlt, dich in diesem Tanz führen. Dieser Körperteil wird der Taktgeber für diesen Tanz. So wird von nun an jeder Tanz seine einzigartige Schönheit bekommen, und Muster gehören der Vergangenheit an. Und bist frei und die Musik tanzt dich.

Nachdem du so deinen Körper gefeiert hast, integriere seine wiedergefundene Freiheit in dein Leben.

make me an instrument

(entstanden 2012)

Herr, mache mich zum Werkzeug deines Friedens:
Dass ich Liebe bringe, wo man sich hasst.
Dass ich Versöhnung bringe, wo man sich kränkt.
Dass ich Einigkeit bringe, wo Zwietracht ist.
Dass ich den Glauben bringe, wo Zweifel quält.
Dass ich die Hoffnung bringe, wo Verzweiflung droht.
Dass ich die Freude bringe, wo Traurigkeit ist.
Dass ich das Licht bringe, wo Finsternis waltet.

Franz von Assisi

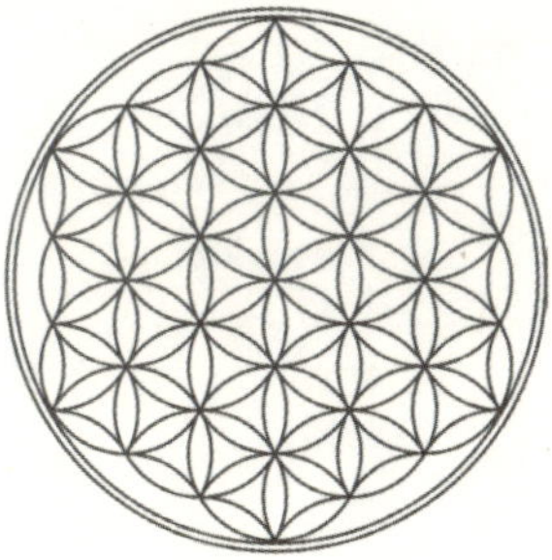

Besonders gut für

- tiefe Lebensthemen wie Seele, Zeit, Sein, Manipulationen, eigener Klang und Kreativität,
- alle Menschen, die die Ursachen hinter der Oberfläche erkennen und klären möchten.

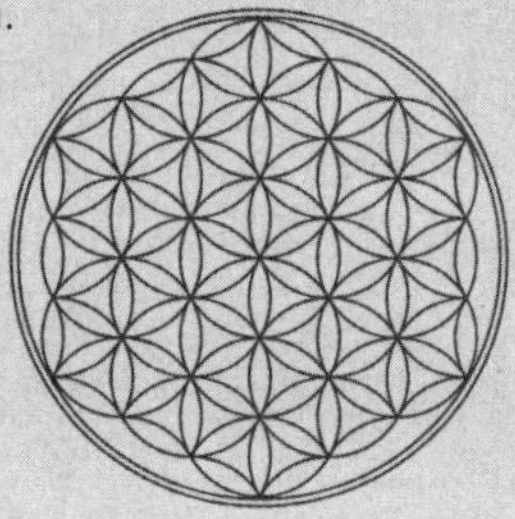

In den vielen Stunden intensiver Heilarbeit mit den unterschiedlichsten Menschen und ihren Problemen auf körperlicher wie geistiger und seelischer Ebene begegneten mir immer wieder die gleichen Grundthemen. Oft waren sie verborgen und lagen hinter oder unter den erlernten, anerkannten und benennbaren Themen und Symptomen wie Angst, Stress, Burnout, Depression, Krebs. Aber sobald wir tiefer gingen, wurde deutlich, dass es größere Themen waren, die sie bewegten: Zeit, Quellen, Seele. Mit der Zeit fand ich immer mehr Parallelen zu den großen Themen der Philosophien aller Kulturen. Und ich spürte, wie diese Themen nach einem neuen Heilmittel verlangten, das ihnen entsprach. Ich entdeckte ein uraltes, archaisches, aber starkes Heilsystem, das sich weiterentwickeln und verstärken ließ: die Blume des Lebens, sie beinhaltet die Mathematik der Schöpfung. Aus diesem Symbol habe ich ein Hologramm konstruiert, in zwölf Schichten und drei Dimensionen konstruiert, damit sich seine Kraft vervielfachen kann. Und es wurde ein Würfel. Die Quadratur des Kreises war vollbracht.

In diesen Raum kannst du dich in der Meditation hineinbegeben und die Fülle, Harmonie und Schönheit erfahren. Dieser Raum lässt Disharmonie nicht zu. Mit Hilfe von von mir und anderen *innerwise*-Therapeuten gefundenen therapeutischen Zahlencodes, die abstrakte Frequenzmuster sind und wie mathematische Klangwolken wirken, kannst du im holographischen Raum spezielle Funktionen aktivieren. Lege deine Hand oder Finger auf die Zahlencodes und nimm sie so mit in das Hologramm.

Einstimmung

Die Geometrie

Die Blume des Lebens

Die Quadratur des Kreises ist gelungen mit der Grundstruktur des Seins, der Blume des Lebens. Ausgehend von einem einzigen Kreis im Mittelpunkt der Blume des Lebens, wird in der dreidimensionalen Konstruktion im Hologramm *make me an instrument* mit 1729 Kugeln aus dem Kreis ein Würfel.

Kornkreise

Zwei Prinzipien verbinden sich in *make me an instrument:* das strukturierende Prinzip in Form von acht miteinander verschmolzenen Kornkreisen im Zentrum und das energetisierende Prinzip mit der Blume des Lebens.
Kornkreise sind eine energetische Akupunktur der Erde und eine geometrische Bibliothek der Weisheit. Immer wenn ich offene Fragen zum Leben hatte, habe ich in den Symbolen und der Geometrie aktuell erschienener Kornkreise die gesuchten Hinweise und Antworten gefunden.

Der Effekt

Heilung durch Harmonie

Das Universum, das Leben, das Lieben und die Gesundheit sind harmonische Prinzipien. Sie unterliegen einer inneren Ordnung, haben einen harmonischen Klang. Krankheit, Zerstörung und Hass sind disharmonisch und basieren oft auf Erstarrungen und Angst. Das Zusammenspiel aller Elemente ist aufgehoben. Energie fällt ab, anstatt zu steigen. Heilung lässt sich erzielen, wenn Disharmonie wieder in Harmonie und Erstarrungen in Fluss gewandelt werden.

Flow

Wenn du im Flow, im Fluss bist, wirst du von einer Erfahrung zur nächsten von Fügungen getragen. Es wird dir alles zur rechten Zeit angeboten, und deine Aufgabe besteht darin, es anzunehmen und zu leben. Leben erfordert Beharrlichkeit, Aktivität und die Übernahme von Verantwortung. Leben ist aber nicht Kampf. Musst du kämpfen, bist du nicht im Fluss. Und wenn du im Fluss bist und ihn erhalten willst, hast du die Aufgabe, deine Integrität ohne Kompromisse zu leben. Die inneren und oft unbewussten Sabotageprogramme sind die größten Herausforderungen im Leben. Sich nicht für liebenswert zu halten, sich schuldig zu fühlen oder nichts wert zu sein, das sind die häufigsten dieser Programme und Ladungen. Mit *innerwise* werden Ursachen identifiziert und durch energetische Muster Ladungen geklärt. Entscheidend ist im Leben, dass wir in Übereinstimmung mit unserer Lebensaufgabe leben und handeln. Denn nur dann kann Flow entstehen.

Intelligente Systeme

Gott ist intelligent. Wenn wir erlauben können, dass Gott uns sich als intelligent offenbart, können Wunder geschehen. Das *innerwise*-Hologramm *make me an instrument* ist eine göttliche Entsprechung, ein intelligentes Heilsystem, das wir nutzen können. Das Eine benötigt das Duale, um sich selbst zu erfahren und sich zu erfüllen.

Sei nicht trunken im Gebet

Der Bewusstheit des Anwenders entsprechend stellen intelligente energetische Systeme die spezifischen Antworten zur Verfügung. Je präziser und klarer die Fragestellung ist, desto klarer und kraftvoller die Antwort. So wird im großen Spiel des Lebens sichergestellt, dass der Fragesteller auch den Antworten gewachsen ist.

Energetisches Heilen ist kein Gesundbeten nach dem Motto: »Gott befreie mich von all meinen Sünden und Leiden!« Es sind vielmehr gezielte Fragen nach dem Was, Warum, Wann, Wozu. Nur so kann der Mensch aus Erlebnissen lernen, sie in Erfahrungen wandeln, wachsen und erwachsen werden. Ergründe und verstehe, um das Prinzip dahinter zu erkennen und um in Zukunft anders leben zu können.

Der sehende Raum – ich sehe was, was du nicht siehst

Die Erde ist flach, sagt der Wanderer.
Die Erde ist riesengroß und rund, sagt der Mond.
Die Erde ist klein und dreht sich um mich, sagt die Sonne.

Sie alle haben recht, aus ihrer Perspektive. Und doch sind all diese Perspektiven unbrauchbar, wenn es darum geht, das ganze System mit Ursache und Wirkung zu erfassen. Dann ist ein noch umfassenderer und integrierenderer Blick nötig. Bei Menschen zeigen sich Störungen nur in bestimmten Fenstern und zu bestimmten Zeiten. Es ist wie mit den zwölf Dimensionen des Seins. Schaue ich aus den ersten drei Dimensionen Länge, Breite und Höhe, sehe ich schon mehr als jemand, der nur von einem Punkt aus schaut. Aber die Zeit erfasse ich nicht. Wenn ich aus allen zwölf Dimensionen schauen könnte, würde ich die allumfassende Sicht erlangen und wahrhaft erkennen. Das ist jedoch fast übermenschlich. Deshalb nutzen wir die Blume des Lebens und lassen sie schauen, wir schauen durch sie.
Wir haben mit dem Hologramm der Blume des Lebens in zwölf Schichten eine Entsprechung der zwölf Dimensionen, einen Raum, in dem alles enthalten ist und alles gesehen werden kann. Es schaut.

Die Magie des reinen Lichts

»Wir sind unser Leben lang umgeben und durchflutet von vielfältigen energetischen Wellenfeldern, die bewusst oder unterbewusst in uns wirken. Elektromagnetische Felder, Lichtwellenfelder, Gravitationsfelder und die Morphischen Felder sind es, die allübergreifend und ungebunden durch Raum und Zeit, das Universum und die Materie, alles Lebendige und den menschlichen Geist in einem übergeordneten Bewusstsein interaktiv miteinander vernetzen.

All diese Wellenfelder transportieren Informationen und Energieströme, die in uns wirken und unseren Geist, unser Leben und unsere Gesundheit beeinflussen. Ein triviales Beispiel sind Radiowellen, die uns durch technische Hilfsmittel wie Antennen und Radio- oder Fernsehempfänger Botschaften und Beeinflussungen jeder Art zutragen. Anders die elektromagnetischen Lichtwellenfelder. Man ist in der Lage, die in diesen Wellenfeldern und Bildern transportierten Inhalte »sehend« aufzunehmen, zu speichern und zu verarbeiten. Das heißt bewusst oder unterbewusst in sich wirken zu lassen.

Im Hologramm make me an instrument verwendeten wir das reinste Licht, das uns Menschen zur Nutzung zur Verfügung steht. Das Licht des Lasers. Aus nur einer einzigen Wellenlänge bestehend ist es zur Zeit seines Entstehens mit noch keinerlei Modulationen, das heißt mit keinerlei ›verunreinigenden‹ Inhalten beladen. Es ist aus reiner Energie geboren.«

Die Speicherung energetischer Wellenfelder im Hologramm

»Im Prozess der Entwicklung und Herstellung der Strukturen entsteht dann die Wirkung der vom Hologramm ausstrahlenden Lichtwellenfelder. Die Harmonie des Hologramms wurde dabei auf Basis tiefgreifender wissenschaftlicher und spiritueller Erkenntnisse im wahrsten Sinne des Wortes wie eine Symphonie komponiert und zum Klingen gebracht.
Diese liegt in der die zwölf Dimensionen umfassenden metaphysischen Geometrie und den Kornkreisstrukturen im Inneren der Blume des Lebens, die in dem reinsten existierenden Licht direkt im Hologramm gespeichert wurde. Durch eine abgestimmte Beleuchtung können die ausstrahlenden Energien wieder sichtbar gemacht werden. Wenn du dann mit deinen Augen ›hörst‹, so wirst du die wundervollen und heilsamen Sphärenklänge empfinden, die dich von deinem Hologramm ausgehend durchfluten.«
Johannes Matthiesen, Eike Hinrichs

Das Hologramm – ein perfektes Abbild

»Das Wort Hologramm leitet sich ab von den altgriechischen Wortstämmen holos – ganz und gramma – das Geschriebene bzw. die Botschaft. Bei der üblichen digitalen Speicherung von Daten und Bildinhalten werden die Informationsinhalte in einem dualen System auf kleinstmögliche Datenpakete wie 0 und 1, sprich ja und nein reduziert. Anders bei der Holographie: Hier werden komplexe Botschaften ganzheitlich als mehrdimensionale Abbilder der gesam-

ten vom Sender der Botschaft kommenden Lichtwellenfront aufgezeichnet. Diese Art der Aufzeichnung entspricht der ganzheitlichen analogen und mehrdimensionalen Aufzeichnungsweise unseres Gehirns. Daher neigt die Wissenschaft immer mehr dazu, von einem holographischen Gehirn und einem holographischen Bewusstsein zu sprechen. Interessant und erstaunlich ist es zu erkennen, dass ähnlich wie bei der neuronalen Vernetzung im menschlichen Gehirn auch im Hologramm jede Teilinformation mit der anderen verbunden (vernetzt) ist. Wenn man zum Beispiel ein Glashologramm zerbricht, so sieht man durch jede kleine Scherbe das ganze Abbild des aufgezeichneten Objektes beziehungsweise der aufgezeichneten Botschaft. Besonders spannend ist die Tatsache, dass unser Gehirn (genau wie das Hologramm) nicht einzelne digitalisierte Daten, sondern komplexe Wellenfelder aufzeichnet, die in der Lage sind, mit anderen Wellenfeldern (zum Beispiel mit morphogenetischen Feldern eines übergeordneten Bewusstseins) in Resonanz und Interaktion zu treten. Die sich daraus ergebenden holographischen Kommunikationsmöglichkeiten sind immens und bei Weitem noch nicht vollständig erforscht. Das holographische Abbild einer Botschaft erzeugt und sendet – wiederum initiiert durch Licht – dem Betrachter eine Rekonstruktion der ursprünglichen Botschaft.
Es ist immer wieder eine mehr philosophische Frage, ob die dergestalt rekonstruierte Botschaft ein Abbild oder gar die wiedergegebene Originalbotschaft darstellt, da beide Informationsinhalte absolut identisch sind.«
Johannes Matthiesen

Zwei Meditationen als Inspiration

Nachfolgend werde ich dir zwei Meditationen vorstellen, die du mit dem Hologramm machen kannst. Hierzu kannst du die Hologramm-Abbildungen im Buchumschlag verwenden. Wenn du dich eingehender mit der Meditationsarbeit an dem Hologramm *Blume des Lebens* beschäftigen willst, rate ich dazu, das vollständige Hologrammset *make me an instrument* auf www.innerwise.de zu bestellen.

Zwei Meditationen:

1. Die von Burkhardt Heim beschriebenen zwölf Dimensionen des Seins sind die Grundlage dessen und in einer Meditation erfahrbar.
2. Der holographische Heilraum *make me an instrument* mit den wirkenden Zahlencodes kann meditativ beschrieben werden.

Zwölf Dimensionen – die Meditation als Inspiration

Der deutsche Physiker und Philosoph Burkhard Heim war ein großer Denker des zwanzigsten Jahrhunderts. Er hat ein zwölfdimensionales Weltsystem beschrieben. Die Dimensionen sind auch die Freiheitsgrade des Seins, des Denkens, Empfindens, Lebens. Sie sind geistige Weite. Die von Burkhard Heim beschriebenen zwölf Dimensionen basieren auf komplexen mathematischen Formeln, deren logisches Verständnis auch mein Wissen weitgehend übersteigt. Ich kann die Dimensionen jedoch erfahren, sie als Räume mit ihren unterschiedlichen Qualitäten wahrnehmen und mich so in den Dimensionen bewegen und sie beschreiben. In einer Meditation kann ich sie erfahren, mich in ihnen bewegen. Die Dimensionen sind Punkt, Länge, Breite, Höhe, Zeit, Strukturräume, Informationsräume und Überräume. Ich habe mir erlaubt, aus den Erfahrungen mit Erstarrungen und Blockaden – Zustande, in denen wir festsitzen, die Zeit stehenbleibt, und wir uns wie eingefroren und nicht im Kontakt mit uns selbst fühlen – in der Arbeit mit vielen meiner Patienten den Punkt als nullte Dimension zu ergänzen: die Starre.

Die zwölf Dimensionen:

Punkt

Stell dir vor, du bist in einer Stahlkugel gefangen. Eingegossen in Metall, bewegungsunfähig. All deine Rhythmen sind zum Stillstand gekommen. Deine Fähigkeit zu kommunizieren, ist erloschen. Was die Menschen von außen sehen, ist nicht das, was in der Stahlkugel verborgen ist. Du bist in der totalen Starre und kannst dich nicht selbst befreien.

Länge

Befreit aus der Stahlkugel bist du ein Punkt in der Ebene. Die einzige Freiheit, die dir gegeben ist, ist die Möglichkeit, dich von dem Punkt, an dem du gerade bist, zu einem anderen Punkt in der Ebene zu bewegen. Du hast nicht die Freiheit, die Geschwindigkeit der Bewegung zu bestimmen oder eine Kurve einzuschlagen. Du bist gefangen in der Tinte, die mit Hilfe eines Lineals zu einem Strich wird.

Breite

Die zweite große Befreiung: Du kannst die Linie verlassen und auf dem Blatt Papier die Richtung jederzeit ändern und einen anderen Punkt ansteuern. Du kannst sogar Kurven einschlagen oder Schlangenlinien fahren. Jedoch kannst du das Papier nicht verlassen. Du bist immer noch auf ihm gefangen. Wärst du im Auto unterwegs, dann wärst du zwar noch an die Straßen gebunden, könntest aber schon einen Parkplatz zum Pinkeln anfahren und müsstest nicht mehr in die Hose machen wie bei der Dimension zuvor.

Höhe

Jetzt wachsen dir Flügel. Dein Auto wird zu einem Flugmobil. Du kannst die Straßen wählen oder auch fliegen. Was für eine Freiheit: Du kannst dich bereits in drei Dimensionen bewegen. Die Zeit verläuft für dich unbeeinflussbar immer noch linear.

Zeit

Bislang verlief die Dimension Zeit für dich unbeeinflussbar und linear. Nun kannst du zurück in die Zukunft und vorwärts in die Vergangenheit. Zeit verliert ihre absolute Macht und wird relativ beziehungsweise beeinflussbar für dich. Du kannst dich in ihr bewegen. Zeit ist damit auch nicht länger linear für dich, Sekunden sind nicht immer gleich lang. Du wirst wie die zerfließende Uhr von Salvador Dalí. Damit geht dir jedoch auch noch mehr Halt verloren. Was ist noch gültig, was noch Gesetz? An welchen Regeln kannst du dich noch festhalten? Wenn dir jetzt nicht eine innere Struktur und eine Anbindung an die Quelle Halt gibt, kannst du dich verlieren.

Du siehst aber auch, wie Ereignisse über die Zeit miteinander verbunden sind. Das, was heute passiert, muss seine Ursache nicht gestern haben, sondern eventuell in der fernen Vergangenheit oder auch in der Zukunft.

Du erkennst, es ist ohnehin ein Irrglaube, dass nur die Vergangenheit die Gegenwart beeinflusst, die Zukunft tut es genauso. Die Diskriminierung der Zukunft als nicht die Realität erschaffend ist vorbei. Gleiches Recht für alle.

Strukturraum 1

Wo bin ich?, das ist die wohl angemessene Frage zur fünften Dimension. Du kannst hier sein oder auch da. Du kannst in Rom Espresso trinken, gleichzeitig in den Rockies Ski fahren und dich auf Bali den Souvenirverkäufern erwehren, um endlich ruhig in der Sonne zu liegen. Aber auch die Rockies können auf Bali sein, und Rom kann einen langen Sandstrand direkt am Kolosseum haben, mit bester Aussicht auf die Rückseite des Mondes.

Du bist in der fünften Dimension, und spätestens jetzt ist es an der Zeit, sich von alten Glaubenssätzen zu verabschieden. Natürlich übersteigt es das, was Menschen normalerweise ohne Drogen begreiflich ist. Wenn du erfahren willst, welche Möglichkeiten der Schöpfer hat und wie er oder sie die Welt sieht, gibt es keine Tabus mehr. Wissenschaft ist doch auch nur der aktuelle Stand des Unwissens.

Strukturraum 2

Wenn Bali, Rom und die Rockies gar nicht an verschiedenen Orten sind, sondern alle am gleichen, an dem Ort, wo alles ist, dann sind mit einem Mal auch alle Menschen da, die du nicht leiden kannst. Weglaufen und verstecken geht nicht mehr. Alles kann in einem Ort sein, muss aber nicht. Du läufst um eine Hausecke und plötzlich stehen sieben Generationen deiner Ahnen vor dir. Oder wäre es dir lieber, es wären all die zukünftigen Menschen da, mit denen du eine Affäre haben könntest? Nun kannst du mit einer Hand, mit einer schwungvollen Bewegung sagen: »Was ist schon Zeit?« und mit der anderen Hand: »Was ist schon Raum?« Spätestens jetzt hast du deine Gesellschaftsfähigkeit völlig eingebüßt.

Informationsraum I1

Vorwärts ins Unbekannte, denn verlieren kannst du nichts mehr. Wenn du hier angelangt bist, ohne in der Psychiatrie gelandet zu sein, bleibt nur noch der Nobelpreis für dich. Aber den hat noch nicht einmal Burkhard Heim erhalten, obwohl er ihn längst verdient hätte. In dieser Dimension beginnst du tiefer zu verstehen, wie *innerwise* funktioniert. Du bekommst ein Gefühl für virtuelle Informationsräume im Feld, für globale Informationsnetze ohne jegliche Technik, für freies Komponieren von energetischen Blumensträußen.

Informationsraum 1

Information bekommt Intelligenz. Du kannst Gott schon fast riechen, so nah bist du ihm gekommen. Der Raum fängt an zu leben, Materie besteht aus Klängen, die Demut vor der Schöpfung erfasst dich vollkommen.

Überraum G1, Überraum G2, Überraum G3, Überraum G4

Burkhard Heim hat die Räume nicht beschreiben können – oder wollte es nicht. Ich will es auch nicht. Nur so viel: In ihnen löst sich das Duale im Nondualen auf. Du darfst als duales Wesen deinen Kopf durch die Himmelspforte stecken und dir das Paradies anschauen, bevor du gestorben bist. Jeder, der Zugang zu diesen Ebenen gefunden hat, weiß, dass nur Menschen, die den Zugang auch finden, sie überhaupt verstehen können. Und dann sind Worte überflüssig.

make me an instrument – die Meditation mit Zahlen als Inspiration

make me an instrument ist ein Heilraum. Du kannst dich in deiner Vorstellung in ihn hineinbegeben und auf dich wirken lassen. Ebenso kannst du in deiner Visualisierung auch deine Haustiere, dein Zimmer, deinen Garten und anderes dort hineingeben und die heilenden Energien durch das Hologramm wirken lassen. Der Effekt wird umso stärker sein, je bewusster und fokussierter du den Raum nutzt. Je konkreter deine Fragestellung, dein Thema ist, desto klarer und kräftiger wird die Antwort sein. Bei der Fokussierung können dich auch die komplexen therapeutisch wirkenden Zahlencodes des *innerwise*-Systems unterstützen. Heilpflanzen, ätherische Öle, Bachblüten – all das sind energetisch betrachtet konkrete komplexe Frequenzmuster. Zahlencodes sind es auch, nur etwas abstrakter.
Sie sind in der Lage, bestimmte Funktionen im Hologramm zu aktivieren, denn im holographischen Raum ist alles vorhanden und die Zahlencodes sind wie Klänge, wie Musik, die bestimmte Möglichkeiten aktiviert, zum Tanzen bringt.

Anleitung zur Meditation mit dem Hologramm

Wähle aus den nachfolgenden Themen und Heilcodes denjenigen aus, den du in dem Moment benötigst.
Suche dir einen ruhigen Platz, setzt dich hin und schließe die Augen.
Visualisiere dazu, dass du dich im Hologramm befindest und den Zahlencode wie eine Klangwolke im Hologramm – und damit auch in dir – wirken lässt.
Du musst die Zahlencodes nicht auswendig lernen, sondern nur anschauen oder deine Hand darauflegen und sie virtuell mit dir in das Hologramm nehmen.
Die Heilcodes kannst du dir wie Musik vorstellen, die dich erfüllt und verändert. Viele Menschen spüren dabei die Energie, die durch den Körper strömt und das ursprüngliche Thema, wofür du den Heilcode gewählt hast, sich verändert, geklärt wird. Anschließend fühlst du dich freier, klarer, präsenter.

Reinigung

Auf allen Ebenen kann es zu Irritationen und Vergiftungen kommen: körperlich, biochemisch, rhythmisch, mental, emotional, energetisch, seelisch. Mit diesem Heilcode kannst du dich auf allen Eben reinigen.

Heilcode: Reinigung
5547632543852735-5547632543852748-
5547632543852759-5746986370777325-
645369521574426-74680535831-64795357425

Reiner Klang

Menschen, Tiere, Räume und Systeme klingen. Sie können schön und harmonisch oder unschön und disharmonisch klingen. Disharmonien tun weh, sind hässlich. Sie sind immer der Ausdruck eines unterbrochenen Flusses. Sie führen zu Kampf und Verlust. Diese Menschen quietschen wie eine nicht geölte Tür. Der Klang lässt sich harmonisieren, indem wir unser Leben aufräumen, Ladungen klären und mit uns selbst in Frieden kommen. Die Welt ist Klang – lasse deinen Klang mit Hilfe des Heilcodes wieder harmonisch und schön erklingen.

Heilcode: Reiner Klang
63840584634807413-63840695745918524-594843473-73652673-5937637525417 52-6737847737626

Reine Struktur

Wie rein ist doch der Körper eines Neugeborenen, wie vollkommen? Neugeborene klingen rein und klar. Vierzig Jahre später ist es anders. Die Körper altern sichtbar, hier und da tun sie weh, an einigen Stellen ist Altes und Fremdes abgelagert. Das Fremde und das Alte haben einen anderen Klang als das Eigene und das Klare. An diesem Klangunterschied kann man es erkennen. Kläre deine Struktur mit Hilfe des Heilcodes.

Heilcode: Reine Struktur
5326834215833 6836-5337945326944 7947

Heilung von energetischen Wunden

Auch wenn wir vergeben und vergessen, so bleiben doch oft energetische Narben und Risse in unserem Feld bestehen. Mit dem Heilcode kannst du die Wunden schließen.

Heilcode: Heilung von energetischen und seelischen Wunden
5848492075757 4935-529476158-54853-9627

Zurückholen verlorengegangener Zeit

Wie du in den Zwölf Dimensionen nach Burkhardt Heim erfahren hast: Zeit lebt, sie ändert ihre Geschwindigkeit, ihre Richtung, ihren Fluss. Nur eines ist sie mit Sicherheit nicht: konstant und linear. Warum scheint sie im Laufe des Lebens immer schneller zu vergehen? Wird sie wirklich schneller? Wenn bei der Zeugung Zeit ein breiter Strom war – so breit, dass unendlich viel Zeit zum Staunen da war –, so wird sie im Laufe des Lebens immer dünner, schmaler. Nur dadurch erscheint sie uns schneller. So wie Wasser, das durch enge Röhren schneller fließt als durch breite. Und irgendwann ist deine Uhr abgelaufen. Die verfügbare Zeit ist dünner geworden, weil sie Anteile verloren hat. Sie sind stehengeblieben in der Erstarrung durch Schockereignisse, rückwärts gelaufen in der nostalgischen Huldigung der Vergangenheit, in andere Dimensionen verschwunden, wenn wir aus der Realität geflohen sind. Wo ist die verlorengegangene Zeit? Sie ist nicht weg, sondern irgendwo im unendlichen Raum. Die zwölfdimensionale Abbildstruktur des Hologramms *make me an instrument* repräsentiert diesen unendlichen Raum. Es ist alles im Hologramm enthalten und somit auch die verlorengegange-

ne Zeit. Wir müssen sie uns nur zurückholen. Michael Ende würde sagen: »Lass uns die Zeitsparkasse knacken!«
Stelle dir vor, in der zentralen Kugel des Hologramms zu stehen und eine Lichtwelle in alle Richtungen auszusenden, die das ganze Hologramm und den gesamten Raum erfüllt. Eine Welle, die deine verlorengegangene Zeit erweckt und ihr signalisiert, dass du bereit bist, sie wieder zu leben. Wenn das ganze Hologramm aktiviert ist, stelle dir vor, dass die Zeit in die Mitte, in der du stehst, zurückströmt. Sie kann sich zum Beispiel zu weißem Licht verdichten, das du dann wieder in dir aufnimmst, indem du es einatmest. Sei achtsamer mit deiner Zeit und erlaube den grauen Herren der Zeitsparkasse nie wieder, sie dir zu rauben. Hole deine Zeit mit dem Heilcode zurück.

Heilcode: Zurückholen verlorengegangener Zeit
37236874752985941-37236874752196052-
674931496317

Vollkommenere Seele

Ganz zu sein und zu lieben ist der Traum eines jeden Menschen. Liebe ist die Fähigkeit, die Vollkommenheit in sich und anderen zu erkennen. Eine ganze Seele zu sein, im Jetzt zu sein, vom Göttlichen durchströmt zu werden und als ein Instrument des Friedens zu leben, ist ein hohes und das einzige wirklich sinnvolle Ziel des Lebens. Doch so viele von uns sind weit davon entfernt. Durch die vielen Verletzungen des Lebens sind die meisten Anteile ihres Selbst, ihrer Seele abgespalten worden und verschwunden – scheinbar.
Hole die verlorengegangenen Anteile deiner Seele zurück und heile damit die alten Wunden.

Heilcode: Vollkommenere Seele
9204042479214741581-9204153580325852692-
9204264691436963703-674594842488527-
574873741684258257391240242474247341607338256
35147363683927

Umwandlung von Ladung in Liebesenergie

Das Verhältnis von Liebe und Ladung ist ein großer Schlüssel zum Verständnis von Krankheit und zur Heilung. Wir alle haben sie, die Ladung in uns. Sie ist das Gegenteil von Liebe. Sie zeigt sich durch Angst, Manipulation, Hass, Aggression, Selbstzerstörung, Negativfokus und vieles mehr. Ladung führt zur Selbstzerstörung und zur Zerstörung von anderen.

Die Ladung liegt bei vielen Menschen sehr hoch, in Prozent ausgemessen bei sechzig bis achtzig Prozent der maximal mit dem Leben zu vereinbarenden Ladung. Je höher die Ladung ist, desto stärker kann Negatives durch diese Menschen wirken. Es gibt auch Menschen mit einer Ladung von 98 Prozent. Wer eine niedrige Ladung zu leben gewohnt ist (unter zwanzig Prozent) und durch eine Irritation plötzlich einen deutlichen Anstieg davon erfährt, hält sich auf der unbewussten Ebene für energetisch unsauber, ja sogar infektiös, und beginnt, sich zu verstecken, sich selbst zu zerstören, das Kranke herauszureißen, und wenn es die Seele selbst ist. Das ist der Versuch, Schlimmeres zu verhindern, und macht es am Ende, wenn man dagegen mit Behandlungen angeht, sogar noch schlimmer. Denn der Selbstzerstörungsmechanismus als ultimativer Schutz wird nicht erkannt. Bei dem ganzen Prozess geht unendlich viel Energie verloren. Reduziere deine Ladung so weit es dir möglich ist.

Heilcode: Umwandlung von Ladung in Liebesenergie
5638270683254289-
9525798064236734678632574321048527435 7964-
76141685346789532635 7-
46534760263856934127368 2-3639582634

Besser schlafen

Schlaf ist eher eine Entladung aller aufgenommenen Energien als eine Aufladung. Je stärker die Entladung, desto besser der Schlaf. Gute Nacht.
Mit Hilfe des Heilcodes kannst du besser ein- und durchschlafen und bist morgens erholter. Verwende diesen Heilcode am Abend vor dem Schlafen.

Heilcode: Besser schlafen
48484848-46848484-4164184379170-636735841738-
135792468018-48484848-628373667-48484848

Getragene Themen an ihrer Quelle klären

Der Erfahrung nach basiert ein Drittel unserer Irritationen und Symptome nicht auf unseren Lebensthemen, sondern sie werden nur von uns getragen beziehungsweise aus- und weitergetragen. Wie in einem Rucksack tragen wir die Lasten anderer Menschen mit uns herum und wundern uns über die Beschwerlichkeit des Lebens. Die wichtigste Quelle der verursachenden Ladungen sind unsere Eltern und Vorfahren. Ungeklärtes wird an die nächste Generation weitergegeben. Andere Quellen sind all jene Menschen, denen wir etwas von ihrer Last abnehmen. Dazu gehören Verletzungen, Geheimnisse und aufgenommene Ladungen. Wir kön-

nen jedoch Themen nur dort klären, wo sie entstanden sind: an ihrer Quelle.
Mit diesem Code öffnen wir die Verbindung zur Quelle der Themen, auch wenn sie Generationen zurückliegen sollte, und geben die ungeklärten Ladungen dorthin zurück. Wir lösen die Themen in ihrer Quelle auf. Befreie dich von den Lasten anderer mit Hilfe des Heilcodes.

Heilcode: Getragene Themen an ihrer Quelle klären
589468527493175379747525942595358537531695384
247003690744696358425853742475269086000000537
95380000000000000000000001

Beenden von Manipulationen

Viele Menschen sind hungrig nach Energie, da sie durch mangelnde Anbindung an ihre Lebensaufgabe nicht vom Leben genährt werden. Sie stehlen Energie bei anderen. Da es viele Arten der Manipulation gibt, ist dieser Heilcode etwas länger, um so viele wie möglich von ihnen zu klären. Befreie dich von den Manipulationen anderer und andere von deinen Manipulationen mit Hilfe des Heilcodes.

Heilcode: Beenden von Manipulation
642595026158-73925217-846428631753863-9190-
426377350427359743-5761903456186158-
55378538663910-764950852-586249-5385-
6376259742-536847935902673-
634852057050742486375-584973174169383-
85705269528458-4674642736346-74747368472749-
274838493829l038-
4839271660616263646566676869610604739266б-

73593279063583836-78584289479393278392-
53739536942593134-64279427483195283840-
584642441694273-637480746037385384174804273-
64948392

Beenden von Verbindungen zu unreinen Quellen

Oft sind wir energetische Diener von uns unbekannten Herren, nutzen energetische Quellen oder lassen uns von ihnen benutzen. So werden zum Beispiel bei allen Arten von Einweihungen wie der Taufe, spirituellen Ritualen oder Initiationen unter Drogen Tore zu energetischen Quellen geöffnet. Wenn diese rein sind, ist es ein Geschenk. Sind sie jedoch unrein, so strahlen wir als Instrument dieser Quellen mit der Zeit eine immer dunklere und manipulativere Energie ab. Du hast die Möglichkeit, dich von den unreinen Quellen zu trennen. Das bedeutet aber auch, dass du auf die Energie und die Macht über andere Menschen verzichtest, die dir durch die Quellen zur Verfügung stand. Folge den Schritten in der Reihenfolge A, B, C, D, um deine Anbindung an Quellen zu klären und nur noch ein Instrument der Liebe und deiner eigenen Lebensaufgabe zu sein.

Heilcode: Beenden von Verbindungen zu unreinen Quellen

- Schritt A: Klärung des eigenen Feldes
  76264848536
- Schritt B: Verabschieden der unreinen energetischen Quellen, indem der Code auf deren energetisches Zentrum fokussiert wird
  58382827362826379826-636248362-
  713627579237904735262-838383818181-
  46379070506040302010908222

- Schritt C: Loslassen der unreinen energetischen Quellen 49367284952-99723707317-9999963652941-65248426384-85236863763-65337484276
- Schritt D: Aktivieren der eigenen reinen Quelle 2816056373504834294195360969526425848394184896004075868585 9093

Weitere Heilcodes, von *innerwise*-Therapeuten gefunden

- Integration von bewussten und unbewussten Anteilen 55558555585-9970608420680797-865762642276304525-55558555585
- Loslassen von Schmerz auf allen Ebenen 55558555585-979213237563644546365-55558555585-6452465824415251342565723167-5556743270555
- Inneres Erklingen 5863118561856977610005 8755
- Code zur Unterstützung der Klärung von energetischen Krebsfeldern 529476158-54853-9627
- Manipulation durch von Drogen eingeladenen Energien beenden 47283-725468265739027-748905698799786376979577999999999999-648597-4973952851863842673383694742673793595175284283841642752854663696475286382

- Transformation vom Dunkel ins Licht
  4973952851863842673383694742673793
  5951752842838416427528546636964752863825-
  5555855585
- Code zur Blutreinigung
  411085213268901345076 32
- Klärung von in der Schwangerschaft auf das Kind übertragenen mentalen Mustern
  1000000732-43025870002-69000000013-444100007
- Auflösen von Panik
  43797987-65789511828183596134-
  529148417148463764815943540691822112724434 2
  148
- Dürfen – die Befreiung von Ge- und Verboten
  3973393957-482415321
- Den Weg des Herzens gehen
  241241921-5764246482697-
  33566196129931932196 78-79624733441677-
  7648543452974674331 8762-15214-
  776653252295239373769 49-76652199487357956 5-
  78322319454357-3259-584835-965614
- Einfach loslassen
  839146155621528266 21-554864643749269459 3513
- Vertrauen in den Fluss des Lebens
  6727-481318374762995343152967881257 9
- Den dich umgebenden Raum energetisch klären und reinigen
  96342619731884158

Eigene Codes für deine speziellen Wünsche kannst du auf **www.innerwise.com** unter »Holographic Healing« generieren.

Die *innerwise*-Heilmeditationen im Alltag

Das Schöne an den *innerwise*-Meditationen ist, dass du sie immer bei dir hast. Du brauchst nicht in deiner Handtasche nach ihnen zu suchen, kannst sie nirgendwo liegenlassen, kannst sie nicht verlieren und für Jahre nicht zurückbekommen. Sie werden nicht schlecht oder alt. Sie sind da – in dir.

Ein Tag mit *innerwise*-Heilmeditationen

Du stehst morgens vor dem Spiegel und findest den Anblick nicht berauschend, dann lasse deine Finger tanzen und Schönheit ausdrücken.

- Du steht im Stau auf dem Weg zur Arbeit, dann reduziere deine Unzufriedenheit mit dem Heilatem.
- Du hast die Kinder aus der Schule abgeholt, sie sind nicht glücklich und ihre Spannungen übertragen sich auf dich, dann lasse dir von *Mutter Erde* helfen.
- Das Abendessen ist vorbei und dein Körper schwer, unbeweglich und etwas müde, dann wird dich *inner*yoga beleben.
- Nach dem Anruf deiner Freundin werden in dir alte und ungeklärte Themen aktiviert, und du spürst Wertungen in dir aufsteigen, gehe mit dem *Fluss des Lebens* auf eine heilende Bilderreise.
- Du hast ein gutes Buch gelesen, bist tief berührt und denkst mit Falten auf der Stirn über den Sinn des Lebens nach, dann tauche in den holographischen Raum ein und lasse dich von den Wirkungen von Zahlen überraschen.

Und nun: Schlaf gut und träum etwas Schönes.

Warum Meditationen ein wichtiger Teil deines Lebens sein können

- Lebst du in Harmonie und bist glücklich? Dann kannst du mit Meditationen diesen Zustand erhalten oder sogar noch verstärken.
- Wenn du nur glaubst, dass es dir gutgeht, und gar nicht merkst, dass du immer mehr neben dir stehst. Dann helfen dir regelmäßige Meditationen den Unterschied zwischen deiner Illusion und echter Harmonie zu erkennen.
- Bist du dir bewusst, dass etwas nicht stimmt in dir, und du suchst Hilfe, die effektiv, schnell und unauffällig ist? Dann helfen die dir inneren Werkzeuge der Meditationen, die oft nur ein bis zwei Minuten benötigen und sehr wirksam dich wieder zu dir selbst und in die Leichtigkeit bringen.
- Du kannst dir feste Zeiten im Kalender eintragen, an denen du meditierst. »Liebling, wir müssen kurz eine Pause machen, es ist Zeit für meine Atemübungen.« Das kann gut ankommen, muss aber nicht. Auf jeden Fall hilft es dir, mehr Disziplin in dein Leben zu bringen, und das kann ja manchmal auch zu dem Gefühl von mehr Halt führen.
- Oder du vertraust darauf, dass du immer dann meditieren wirst, wenn es nötig und gut für dich ist. Und zur Sicherheit hast du ja noch den Armlängentest, mit dem du austesten kannst, ob, wann und welche Meditation angebracht ist.

Ich habe dir in diesem Buch sechs verschiedene Arten *innerwise*-Heilmeditationen vorgestellt. Um zu entscheiden, welche in diesem Leben gerade angebracht ist, kannst du das Buchcover ansehen und anhand der Symbole intuitiv entscheiden oder es austesten mit dem Armlängentest, den ich dir hier zum Abschluss zeige.

Der Armlängentest

Der Test ist keine esoterische Modeerscheinung, sondern ein neurologischer Reflex, ein körpereigenes Biofeedback-System, bei dem sich auf der einen Seite des Körpers Muskeln, Bänder und Faszien entspannen und auf der anderen anspannen. So bekommen die herunterhängenden Arme eine unterschiedliche Länge, die sich in der Höhenpositionierung der Hände ausdrückt. Du kannst also leicht ablesen, ob sich deine Hände auf der gleichen Position befinden oder eine etwas unter der anderen. Es ist eine Reaktion unseres Muskelsystems auf Stress. Dabei werden vom Gehirn über ein Neuropeptid, die Substanz P, unsere Muskeln so gesteuert, dass bisher starke Muskeln, wie die Armmuskeln, plötzlich schwach werden.

Den Test erlernen

- Lasse deine Arme im Stehen locker neben deinem Körper hängen und entspanne deine Schultern und Arme.
- Nun bringe deine Hände entspannt genau in der Mitte vor deinem Körper zusammen. Drehe die Daumen so nach außen, dass du die Daumennägel als Messinstrument nutzen kannst.
- Wenn du in Balance, im Gleichgewicht bist, befinden sich die Daumen auf gleicher Höhe.

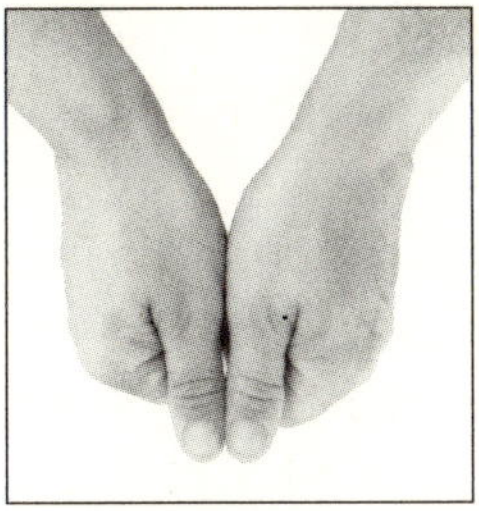

Armlängentest: Ja, Balance

- Bringe die Arme wieder neben deinen Körper und begib dich in den Kugelblick.
- Sage einmal ja und führe die Daumen wieder vor dem Körper zusammen. Sie werden wieder die gleiche Länge haben.
- Entspanne die Arme wieder und lasse sie locker an der Seite hängen.
- Sage nein und führe die Arme vor dem Körper zusammen.
- Dieses Mal werden die Daumen nicht auf gleicher Höhe sein, sie werden sozusagen eine unterschiedliche Länge haben. Es sei denn, du bist in einer Erstarrung.

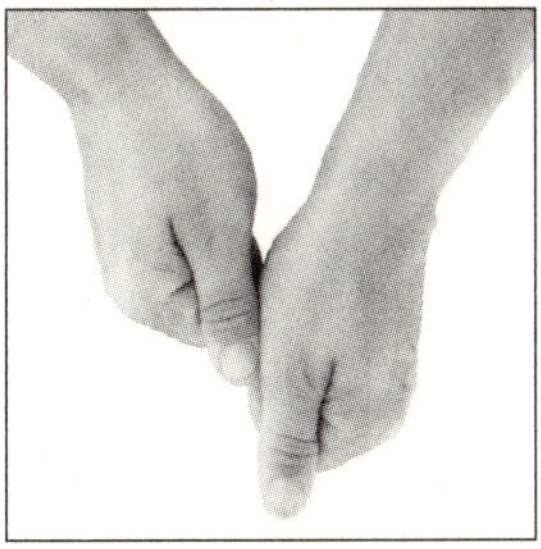

Armlängentest: Nein, Stress

Dein Körper sagt nein. Es macht ihm Stress, etwas Negatives zu sagen. Nun wiederhole die Übung noch einmal mit geschlossenen Augen.

Ich schließe oft meine Augen, wenn ich wahrnehmen möchte. Denn mit geschlossenen Augen sieht man in der Regel besser.

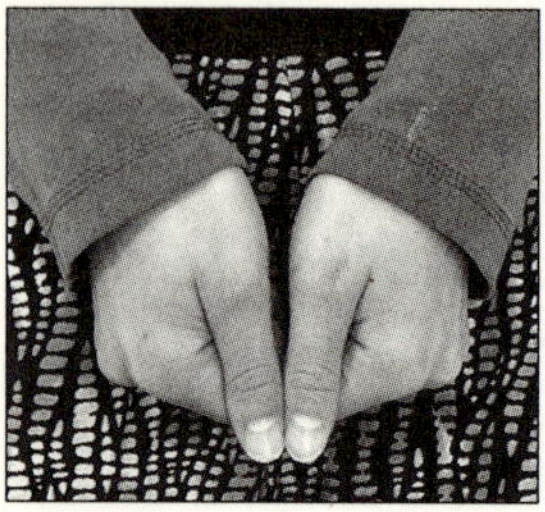

Armlängentest: Armposition

Am Anfang sind die Differenzen der Armlängen häufig noch recht klein, das heißt ein bis drei Zentimeter. Je entspannter du wirst und je mehr du übst, desto größer werden sie. Auch sieben bis zehn Zentimeter sind dann nicht ungewöhnlich. Lasse einfach locker und du bekommst ganz klare Antworten. Mit der Zeit wird es dir egal sein, wie die Antwort deiner Daumen ausfällt, weil du dann deinem Körper vertraust – nun bist du ein perfekter Tester. So kannst du mit Hilfe deines Körpers mit deinem Unbewussten kommunizieren, mit ihm reden.

- Denke an etwas Positives, und die Arme sind gleich lang.
- Denke an etwas Negatives, und die Arme sind verschieden lang.

Du hast deinen Stress- und Lügendetektor immer dabei.

Die Ausgangssituationen beim Testen

Normaler Test: Sagst du »ja« und testest, sind die Arme gleich lang. Sagst du »nein« und testest, sind die Arme unterschiedlich lang. Du bist fähig zu testen!

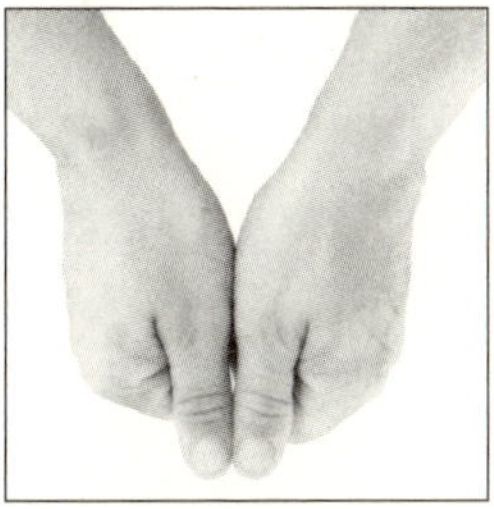

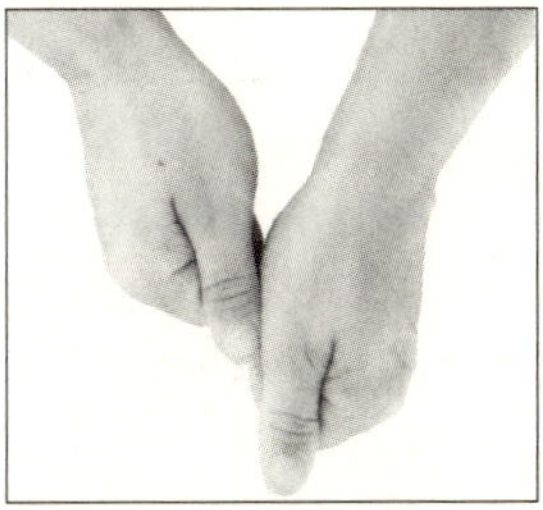

Armlängentest: Ja, Balance *Armlängentest: Nein, Stress*

- Anfangsstress: Sind beim »Ja« die Arme unterschiedlich lang, bist du aus deiner Balance geraten. Deine innere Waage ist auf einer Seite bereits mit einem Gewicht beladen.

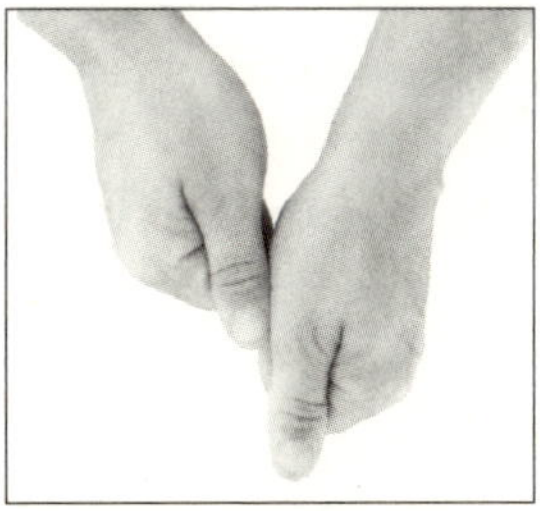

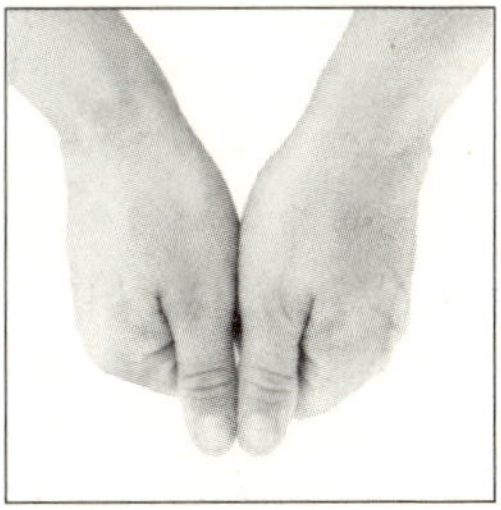

Links: Armlängentest zeigt Nein-Stress bei scheinbarer Ja-Balance
Rechts: Armlängentest zeigt Ja-Aussage bei Nein-Aussage

- Nun legst du mit dem »Nein« auch noch ein Gewicht auf die andere Seite. Die Waage sieht wieder gleich aus, obwohl sie mit Gewichten auf jeder Seite beladen ist. Für die mehr mathematisch denkenden Menschen: Zweimal nein ergibt ein Ja.

- Du musst dich nun erst einmal selbst behandeln, um testfähig zu werden. Nutze Farben, ätherische Öle, Tees, Musik, Meditationen oder alle anderen Heilmöglichkeiten, die dir zur Verfügung stehen.
- Blockade oder Starre: Du bist eingefroren. Schockgefrostet. In der Balance eingefroren oder im Stress eingefroren. Deine Arme antworten beim »Ja« und »Nein« nicht mehr. Sie bleiben, wie sie waren, gleich oder verschieden lang.

Du musst dich erst einmal selbst behandeln!

Antwortmöglichkeiten des Armlängentestes

Der Armlängentest kann mehr als nur »ja« oder »nein« aussagen, er kann auch »kleines Nein, geringer Stress« sowie »großes Nein, großer Stress« anzeigen. Und er kann Allergie und Panik anzeigen.

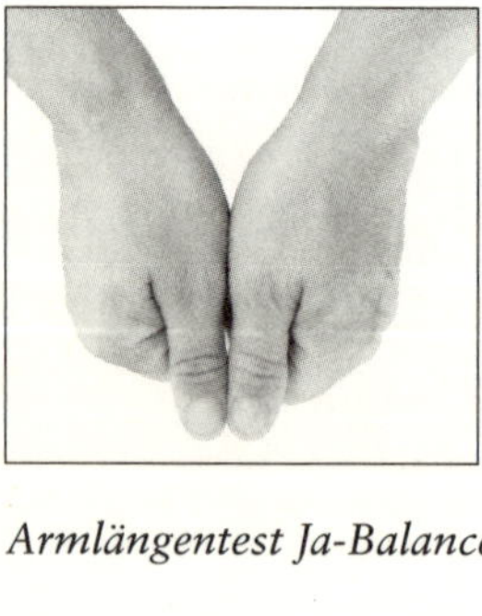

Armlängentest Ja-Balance

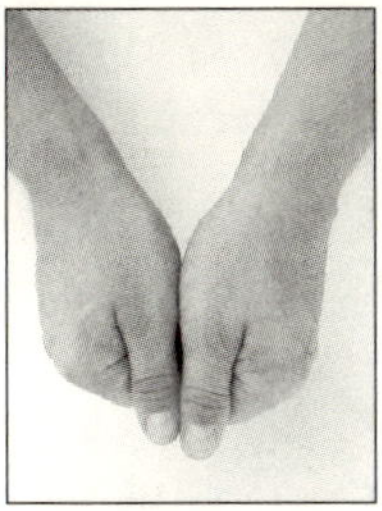

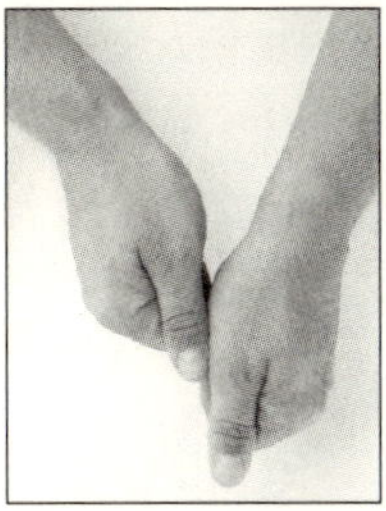

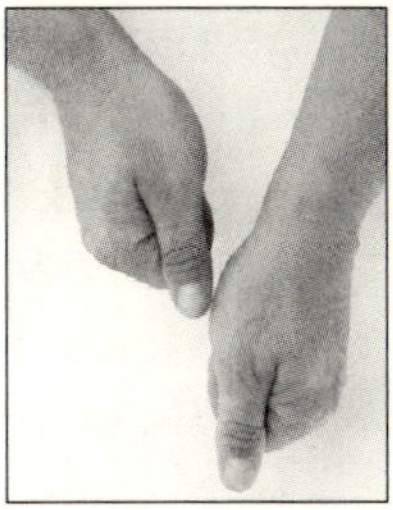

Links: Armlängentest kleines Nein – geringer Stress
Mitte: Armlängentest – mittlere Nein-Stress-Antwort
Rechts: Armlängentest – große Nein-Stress-Antwort

- Allergie oder Panik: Bei mehrfach und direkt nacheinander durchgeführten Tests wird die Differenz immer größer. Das kann durch eine Allergie oder eine emotionale Panik bedingt sein.
- Eine Allergie liegt vor, wenn du gerade ein Nahrungsmittel, ein Shampoo, eine Zahnfüllung oder einen anderen Stoff testest, auf den du allergisch bist.
- Eine Panik kommt, wenn du an eine Situation denkst, auf die du panisch reagierst.

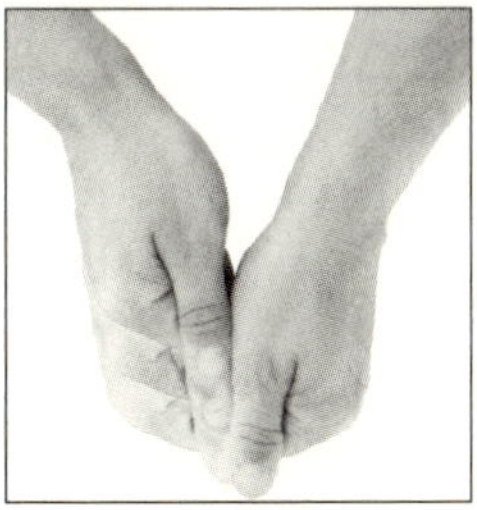

Armlängentest Allergie-Panik-Antwort

Fragen oder Aussagen – ja/nein oder Balance/Stress

Wie sind die Antworten der Arme zu interpretieren? Das hängt davon ab, was du testest:

- Wenn du mit Aussagen testest wie »Ich tue dies …«, dann bedeuten gleich lange Arme »Balance. Es tut mir gut«, unterschiedlich lange Arme jedoch: »Stress. Es tut mir nicht gut.« Mit solchen Aussagen kannst du bereits als Anfänger sicher testen.
- Wenn du mit Fragen testest wie »Soll ich das … tun?«, »Schadet mir das …?«, hängt die Wertung der Antwort ganz von deiner Fragestellung ab. Der Test kann nur ja oder nein sagen. Wenn es dir bei der Fragestellung wirklich schadet, sind die Arme gleich lang, der Körper sagt »Ja«.

Die Variante, mit Fragen zu testen, empfehle ich denen, die schon sicherer mit dem Test sind und sich vorher überlegen, wie die Antwort zu werten ist.

Wertung der Testantwort

- Bei Aussagen: Die Arme sind gleich lang bedeutet: »In Balance. Es tut mir gut.« Die Arme sind verschieden lang bedeutet: »Stress. Es tut mir nicht gut.«
- Bei Fragen: Die Arme sind gleich lang bedeutet: »Ja, das ist richtig.« Die Arme sind verschieden lang bedeutet: »Nein, das ist falsch.«

Beispiele für Aussagen

- Ich stelle mir vor, den Joghurt zu essen.
- Ich stelle mir vor, das Kleidungsstück in der Farbe zu tragen – den ganzen Tag.
- Leber. (Also einfach nur das Wort Leber, um sie zu testen.)
- Ich visualisiere, ein Medikament einzunehmen.

Beispiele für Fragen

- Besteht die Störung in der Leber schon mehr als fünf Monate?
- Kann ich das Symptom an dieser Stelle beeinflussen?
- Ist das das richtige Medikament?
- Ist es ein eigenes Thema?
- Ist es ein übernommenes Thema?
- Soll ich, um das kranke Kind zu behandeln, zuerst die Mutter des Kindes behandeln?

Am Anfang sind die Differenzen der Armlängen häufig noch recht klein, das heißt ein bis drei Zentimeter. Je entspannter du wirst und je mehr du übst, desto größer werden sie. Auch zehn Zentimeter sind dann nicht ungewöhnlich. Lasse einfach locker und du bekommst ganz klare Antworten. Mit der Zeit wird es dir egal sein, wie die Antwort deiner Daumen ausfällt, weil du dann deinem Körper vertraust – nun bist du ein perfekter Tester.

So kannst du mit Hilfe deines Körpers mit deinem Unbewussten reden.

- Denke an etwas Positives, die Arme sind gleich lang.
- Denke an etwas Negatives, die Arme sind verschieden lang.
- Sagst du »ja« und testest, sind die Arme gleich lang.
- Sagst du »nein«, sind die Arme verschieden lang.

Nun hast du die Entscheidungshilfe in dir selbst entdeckt und kannst damit auch die helfende Meditation austesten.

Wenn du mehr über den Armlängentest erfahren möchtest, kannst du auf www.innerwise.com unter »Audio & Video« oder in meinem Buch *Ja/Nein – so einfach kann das Leben sein* nachlesen.

Schlussgedanken der *innerwise*-Mentorin Tanja Ullrich

Die Heilmeditationen gebe ich gerne meinen Klienten an die Hand, weil sie einfach wunderbar sind, um sich selbst etwas Gutes zu tun. Es braucht nur ein wenig Zeit, und schon kommt man innerlich schnell wieder zur Ruhe.

Der Heilatem ist eine wunderbare Möglichkeit, überwältigende Gefühle wie Wut, Zorn und Hass in der Quelle zu wandeln. Die innere Ruhe kehrt wieder ein, und nun ist es um ein Vielfaches einfacher, zu schauen, wo genau diese Gefühle herkommen und was getan werden darf. Der eigene Blick ist wieder klar. Und das hat schon so manchen Klienten davor bewahrt, mal eben aus der Haut zu fahren. Und dies ist nur ein kleiner Teil der Anwendungsmöglichkeiten. So einfach der Heilatem ist, so kraftvoll kann er auch sein. Und er ist immer dabei! Genau das schätzen meine Klienten sehr, sei es in der Arbeitswelt oder zu Hause.

Mutter Erde verbindet uns auf spielerische Weise wieder mit unserer inneren Stimme. Wir haben die Möglichkeit, unseren Körper wieder zu spüren, und gewinnen immer mehr Vertrauen, den eigenen Gefühlen und Bedürfnissen Raum zu geben und das eine oder andere mal auszuprobieren. Und ab und an ist so ein bisschen »Traumwelt im Kopf« sehr heilsam.

Der Fluss des Lebens lässt uns unser eigenes Leben einfach mal aus einem anderen Blickwinkel anschauen, eben aus einem Boot. Es ist eine spielerische Möglichkeit, sich selbst und sein Leben zu spüren und auf eine ganz individuelle

Abenteuerreise zu gehen. Für mich ist es jedes Mal wieder schön, zu beobachten, wie die Atmung ruhiger und tiefer wird, ab und zu ein tiefer Seufzer entsteht und am Ende leuchtende Augen und die eine oder andere Erkenntnis, was geändert werden darf.

Diese drei einfachen Werkzeuge der Heilung bilden zusammen mit den drei anderen Heilmeditationen *inner*yoga, *dance fingers dance* und *make me an instrument* die Grundlage, um Uwe Albrechts Heilsystem innerwise im Leben integrieren zu können. Es ist so einfach, jeder kann es in kurzer Zeit lernen und für sich und andere anwenden.

Ich danke dir dafür, lieber Uwe.

Bildnachweis

Alle Fotos: Uwe Albrecht
Alle Illustrationen: Shutterstock
Muschel: Alhovik / Stein: Giorgio_Morara / Pusteblume: Mirexon / Feder: Naropano / Mandala: Styleuneed / Blatt: Droemer Knaur, Markus Röleke

Uwe Albrecht

Intuitive Diagnostik

Die evolutionäre *innerwise*-Methode

Uwe Albrecht legt ein umfassendes und neuartiges energiemedizinisches Lehr- und Arbeitsbuch vor für Selbstanwender ebenso wie Ärzte und Therapeuten. Mit Hilfe der evolutionären innerwise-Methode lernt man allein durch Wahrnehmung und Intuition die Ursachen von Symptomen und Krankheiten an sich und anderen herauszufinden sowie eine sinnvolle Therapie zu wählen.

KNAUR
MENSSANA